2014年全国1~29岁人群乙型病毒性肝炎血清流行病学

调查报告

国家卫生健康委疾病预防控制局
中国疾病预防控制中心 编著

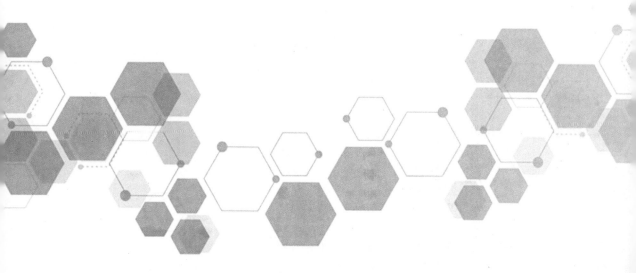

人民卫生出版社

图书在版编目（CIP）数据

2014年全国1～29岁人群乙型病毒性肝炎血清流行病学调查报告/国家卫生健康委疾病预防控制局，中国疾病预防控制中心编著. —北京：人民卫生出版社，2019

ISBN 978-7-117-28338-0

Ⅰ. ①2… Ⅱ. ①国… ②中… Ⅲ. ①乙型肝炎－血清流行病学－调查报告－中国－2014 Ⅳ. ①R512.6

中国版本图书馆CIP数据核字（2019）第063950号

| 人卫智网 | www.ipmph.com | 医学教育、学术、考试、健康，购书智慧智能综合服务平台 |
| 人卫官网 | www.pmph.com | 人卫官方资讯发布平台 |

2014年全国1 ～ 29岁人群
乙型病毒性肝炎血清流行病学调查报告

编　　著：国家卫生健康委疾病预防控制局
　　　　　中国疾病预防控制中心
出版发行：人民卫生出版社（中继线 010-59780011）
地　　址：北京市朝阳区潘家园南里19号
邮　　编：100021
E - mail：pmph @ pmph.com
购书热线：010-59787592　010-59787584　010-65264830
印　　刷：人卫印务（北京）有限公司
经　　销：新华书店
开　　本：787×1092　1/16　印张：10
字　　数：243千字
版　　次：2019年5月第1版　2019年5月第1版第1次印刷
标准书号：ISBN 978-7-117-28338-0
定　　价：35.00元
打击盗版举报电话：010-59787491　E-mail：WQ @ pmph.com
（凡属印装质量问题请与本社市场营销中心联系退换）

《2014年全国1~29岁人群乙型病毒性肝炎血清流行病学调查报告》
编写委员会

主　编　于竞进　梁晓峰

副主编　雷正龙　冯子健

主　审　毛群安　王　宇　贺青华

编　委　（以姓氏笔画为序）

王　锋　　王华庆　　王富珍　　尹遵栋　　叶家楷

冯　赟　　毕胜利　　刘建华　　孙校金　　李　黎

李全乐　　肖奇友　　沈立萍　　张国民　　陆　明

陈园生　　金同玲　　郑　徽　　崔富强　　熊　妍

缪　宁

前　言

　　乙型病毒性肝炎（以下简称乙肝）是严重危害我国人民群众健康的重大传染性疾病之一，给个人、家庭及社会造成沉重的疾病负担。我国曾在1979年、1992年和2006年开展过三次全国性的乙肝血清流行病学调查，摸清了乙肝疫苗使用前我国人群的乙肝流行状况，评价了不同历史时期我国实施新生儿预防接种为主的综合防治策略的乙肝防控效果。作为乙肝高流行国家，定期持续开展全国乙肝血清流行病学调查对于进一步完善防控策略、指导开展乙肝防控工作具有重要意义。

　　经"十二五"国家科技重大专项"艾滋病和病毒性肝炎等重大传染病防治"专项课题立项，在原国家卫生计生委统一组织下，2014年全国1～29岁人群乙肝血清流行病学调查顺利开展，《2014年全国1～29岁人群乙型病毒性肝炎血清流行病学调查报告》已全部完成。本次调查经过科学设计、精心组织、规范检测、认真分析和全面总结，展示了2014年我国1～29岁人群中乙肝病毒血清学标志物流行率、乙肝疫苗接种率在不同年龄组、东中西部地区、城乡等分布特征，具有较高的科学价值，能为国家制定乙肝防控策略提供科学依据。

　　本次调查工作得到了广大乙肝防治领域的专家、学者及工作人员的支持。在此，向参与本次调查方案设计、论证的乙肝预防控制领域的专家与学者，向组织实施现场调查的全国31个省级卫生计生委及疾病预防控制中心，160个疾病监测县（区）所在的市级、县级卫生计生行政部门疾病预防控制中心，调查点所在的居委会或乡镇级卫生工作人员及所有关心、支持本次调查工作的各级领导及工作人员表示深深的感谢。

　　由于编者水平有限，本书如有不足之处，敬请各位读者批评指正。

编　者
2018年12月

目 录

一、背景和调查目的

1979—1980 年，全国开展了一次病毒性肝炎的血清流行病学调查，为我国制定病毒性肝炎防控规划提供了基础资料。自 1984 年我国引入乙肝疫苗预防接种以来，政府制定了以预防接种为主的综合预防控制（防控）策略，不断加强乙肝防控工作力度，并于 1992 年开展了全国人群的病毒性肝炎血清流行病学调查，摸清了病毒性肝炎的流行规律。1992 年原卫生部将乙肝疫苗纳入儿童计划免疫管理，2002 年将乙肝疫苗纳入儿童免疫规划，2005 年新生儿乙肝疫苗接种全部免费。2006 年，原卫生部发布的《2006—2010 年全国乙型病毒性肝炎防治规划》中明确了乙肝的阶段性防控目标。2006 年原卫生部再次组织了全国乙肝血清流行病学调查，结果显示 1～59 岁人群乙肝病毒（hepatitis B virus，HBV）感染率为 34.28%，HBV 表面抗原（hepatitis B surface antigen，HBsAg）流行率为 7.18%。与 1992 年相比，HBsAg 携带者减少了约 2000 万人，1～14 岁人群 HBsAg 流行率下降明显，1～4 岁人群 HBsAg 流行率已降至 <1%。

为进一步加强乙肝防控工作，更好地保护易感人群，降低 HBV 感染率，我国于 2008 年启动了"艾滋病和病毒性肝炎等重大传染病防治"重大专项，在"十一五"和"十二五"期间大力支持包括乙肝在内的病毒性肝炎的科学研究工作。2009 年，我国将 15 岁以下儿童补种乙肝疫苗项目纳入国家医药卫生体制改革重点工作，并于 2009—2011 年在全国范围内对 1994—2001 年出生人群实施了乙肝疫苗查漏补种。

目前我国乙肝防控工作已取得了阶段性成果，并提前实现了 2012 年将 <5 岁儿童 HBsAg 流行率降至 <2% 的世界卫生组织（WHO）西太平洋地区乙肝防控目标以及 2017 年将 <5 岁儿童 HBsAg 流行率降至 <1% 的目标，我国的乙肝防控进入新的阶段。按照原国家卫生计生委疾病预防控制局安排部署，为详细掌握我国乙肝防控新形势下的人群乙肝流行状况，获得我国现阶段人群 HBsAg 流行率和 HBV 感染率，揭示我国 HBV 感染演变规律，2014 年在全国 1～29 岁人群中开展了乙肝血清流行病学调查，为制定"十三五"规划和今后一段时期乙肝防控策略提供依据。

本次调查由原国家卫生计生委疾病预防控制局和中国疾病预防控制中心组织实施。调查经费共支出 1180.4 万，其中原国家卫生计生委中央转移支付经费 754.3 万元，中国疾病预防控制中心"十二五"国家科技重大专项"乙型肝炎病毒免疫预防新策略的研究"（编号 2012ZX10002001）课题经费 426.1 万元。

本次调查的目的，一是掌握我国现阶段不同地区 1～29 岁人群 HBsAg 流行率和 HBV 感染率，为评估"十二五"乙肝防控目标完成情况提供参考数据；二是分析我国不同阶段乙肝疫苗免疫策略对人群 HBsAg 流行率的影响，评价乙肝疫苗引入以来我国乙肝防控效果；三是了解现阶段我国不同地区 1～29 岁人群乙肝疫苗接种情况和抗 HBV 表面抗原抗体（抗 -HBs）水平，为完善乙肝疫苗免疫策略提供科学依据。

二、调查对象及抽样方法

在全国 31 个省（自治区、直辖市）的 160 个疾病监测点（未包括香港、澳门特别行政区和台湾地区），采用分层二阶段整群随机抽样方法抽取 1～29 岁人群常住人口，开展现场流行病学问卷调查，并采集血标本进行 HBV 血清学指标检测。

（一）样本量确定

样本量的估计基于 2006 年全国人群乙肝血清流行病学调查结果，HBsAg 流行率长江以南地区为 9.92%[95% 置信区间（confidence interval，CI）：9.04%～10.79%]，长江以北地区为 4.28%（95%CI：3.81%～4.74%）；城市为 6.78%（95%CI：5.79%～7.77%），农村为 7.30%（95%CI：6.70%～7.90%）。故以我国长江以南、北地区 1～4 岁、5～14 岁和 15～29 岁常住人口 HBsAg 流行率估计值为确定样本量的计算标识，估计以确定精度识别长江以南、北地区 1～4 岁、5～14 岁和 15～29 岁常住人口 HBsAg 流行率差异需要的最小样本量。

样本量的确定使用设计效应（design effect，deff）系数，先估计简单随机抽样条件下所需样本量，然后乘以 deff 系数，就得到实际抽样设计下所需样本量。

计算公式为：

$$n = \left(\frac{z_{\alpha/2}^2 \times p \times (1-p)}{\delta^2} \right) \times deff$$

1. p 为总体率 π（未知参数）的估计值；

2. $z_{\alpha/2}$ 为标准正态分布 $(1-\alpha/2) \times 100\%$ 分位数，I 型错误概率 α=0.05，则 $z_{\alpha/2}$=1.96；

3. 绝对最大允许误差 δ=$p-\pi$，为估计值 95% CI 的半宽度；

4. 设计效应（deff）为实际抽样设计下参数估计量的方差估计值 $v_p(\hat{\theta})$ 与同等样本量简单随机抽样设计下参数估计量的方差估计值 $v_{srs}(\hat{\theta})$ 之比。参数估计量变异越大，deff 取值越大。

参考 2006 年全国人群乙肝血清流行病学调查结果，估计 2014 年全国 1～4 岁、5～14 岁和 15～29 岁常住人口 HBsAg 流行率，分别计算各年龄人群需要的样本量，合并后乘以 2（长江以南、北地区）得到总的样本量。

（1）1～4 岁常住人口：取 p_1=0.7%，绝对最大允许误差 δ=0.25%，估计值的变化范围为 0.45%～0.95%，参考 2006 年全国人群乙肝血清流行病学调查结果估计 deff=1.5。1～4 岁常住人口需要的样本量为：

$$n_1 = \left(\frac{z_{\alpha/2}^2 \times p_1(1-p_1)}{\delta^2} \right) \times deff = \left(\frac{1.96^2 \times 0.007 \times (1-0.007)}{0.0025^2} \right) \times 1.5 = 6409（人）。$$

（2）5～14 岁常住人口：取 p_2=1.5%，绝对最大允许误差 δ=0.5%，估计值的变化范围为 1.0%～2.0%，参考 2006 年全国人群乙肝血清流行病学调查结果估计 deff=2.0。5～14 岁常住人口需要的样本量为：

$$n_2 = \left(\frac{z_{\alpha/2}^2 \times p_2(1-p_2)}{\delta^2}\right) \times deff = \left(\frac{1.96^2 \times 0.015 \times (1-0.015)}{0.005^2}\right) \times 2.0 = 4541（人）。$$

（3）15～29岁常住人口：取$p_3=5.0\%$，绝对最大允许误差$\delta=1.0\%$，估计值的变化范围为4.0%～6.0%，参考2006年全国人群乙肝血清流行病学调查结果估计$deff=2.5$。15～29岁常住人口需要的样本量为：

$$n_3 = \left(\frac{z_{\alpha/2}^2 \times p_3(1-p_3)}{\delta^2}\right) \times deff = \left(\frac{1.96^2 \times 0.05 \times (1-0.05)}{0.01^2}\right) \times 2.5 = 4562（人）。$$

本次调查所需样本量为：

$$n=(n_1+n_2+n_3)\times2=(6409+4541+4562)\times2=31\,024（人）。$$

（二）样本量分配

为能够事后统计分析时按东、中、西部地区和城市、农村分层估计，并能与2006年全国人群乙肝血清流行病学调查结果相比较，将长江以南、以北地区分别再按东、中、西部地区和城市、农村嵌套分为6层，共12层。每层各年龄组样本大小等容量分配；嵌套分层内的每个县（区、市、旗，下同），各年龄组样本大小亦等容量分配。各县所抽取的村委会（社区居委会，下同），各年龄组等容量分配样本大小。

长江以南地区含15个省（自治区、直辖市）：上海、江苏、浙江、福建、安徽、江西、湖南、广东、广西、海南、四川、重庆、贵州、云南、西藏；长江以北地区含16个省（自治区、直辖市）：北京、天津、河北、山西、辽宁、吉林、黑龙江、山东、河南、湖北、陕西、新疆、青海、甘肃、宁夏、内蒙古。

本次流行病学调查东、中、西部地区划分与2006年全国人群乙肝血清流行病学调查的划分标准保持一致。东部地区含9个省（直辖市）：北京、天津、辽宁、上海、江苏、浙江、福建、山东、广东；中部地区含10个省：河北、山西、吉林、黑龙江、安徽、江西、河南、湖北、湖南、海南；西部地区含12个省（自治区）：内蒙古、广西、重庆、四川、贵州、云南、西藏、陕西、甘肃、青海、宁夏、新疆。

城市、农村划分按国家民政部定义，所有的县为农村，所有的区为城市。

样本量分配详见附录4全国乙肝血清流行病学调查方案的附件1中全国160个疾病监测点调查样本分配及村委会（社区居委会）抽取表。

（三）调查对象抽取

采用分层二阶段整群随机抽样方法，将全国31个省（自治区、直辖市）160个疾病监测点所在的每个县看作一层（组），共160层。每层中的村委会为初级抽样单位（primary sampling units，PSUs）。每层均采用容量比例概率（probability proportional to size，PPS）抽样方法，从38 527个村委会中随机抽取324个村委会。根据抽取村委会中1～4岁、5～14岁和15～29岁常住人口的信息，分别编制1～4岁、5～14岁和15～29岁常住人口抽样框。根据各村委会1～4岁、5～14岁和15～29岁常住人口所分配样本量，采用简单随机抽样方法，随机抽取相应数目的1～4岁、5～14岁和15～29岁常住人口。

三、现场调查

2014 年 9 月，根据原国家卫生计生委疾病预防控制局工作部署，中国疾病预防控制中心下发了《全国 1～29 岁人群乙型病毒性肝炎血清流行病学调查方案》，并召开启动暨培训视频会议，部署全国乙肝血清流调现场调查工作。全国现场调查工作于 2014 年 10 月中旬开始，12 月 30 日全部完成。调查工作共有两千余人参加，覆盖 31 个省（自治区、直辖市）160 个县 324 个村委会，各地参加人员名单见附录 9。

按照调查方案，在抽取的 324 个村委会进行调查。各村委会按事先估算的各年龄组失访率，扩大各年龄组所分配的样本量后再进行抽样。现场调查时采取集中调查或入户调查的方式，调查对象（或监护人）签署知情同意书后，对调查对象进行问卷调查和标本采集。

四、实验室检测

（一）血标本采集

现场调查时，对所有≥5 周岁人群采集静脉血 5ml，≥12 月龄但<5 周岁儿童采集静脉血 3ml。在县级疾病预防控制中心完成血清分离后，将血清标本分装于 A、B 两管，血凝块倒入 C 血清管，分别按顺序放入血清冻存盒，置于 −20℃冰箱中冻存。血标本在 4℃冷藏条件下，由县级疾控中心、省级疾控中心派专人逐级运送至中国疾病预防控制中心病毒病所。2014 年 11 月至 2015 年 1 月，31 个省（自治区、直辖市）的血标本全部运送完成，置于 −40℃冰箱冻存待检。

（二）标本检测

1. 试剂筛选　在前期准备工作阶段，中国疾病预防控制中心病毒病所对国内多家乙肝五项检测试剂进行评价，最终确定北京万泰生物药业股份有限公司生产的国产酶联免疫吸附试验（enzyme-linked immunosorbent assay，ELISA）试剂作为本次初筛检测试剂。考虑到试剂不同批次间差异对检测结果的影响，本次检测采用所选公司的同一批号试剂进行检测，各项目试剂批号分别为 HBsAg（20140701）、抗 -HBs（20140616）、抗 HBV 核心抗原抗体（抗 -HBc）（20141009）、HBV e 抗原（HBV e antigen，HBeAg）（20140709）、抗 HBV e 抗原抗体（抗 -HBe）（20141109），均在有效期内使用。

对于 ELISA 检测结果处于灰区或结果有疑问的标本，使用美国雅培（Abbott）公司生产的 AXSAM 全自动检测仪及配套的微粒子酶免疫法（microparticle enzyme immunoassay，MEIA）检测试剂进行复核检测。Abbott 试剂各指标批号分别为 HBsAg（44257LF00）、抗 -HBs（45341LF00）、抗 -HBc（29777LI00）、HBeAg（39738LI00）、抗 -HBe（43948LI00）。

2. 标本检测

（1）HBsAg、抗 -HBs、抗 -HBc 指标的检测：所有送检标本先用 ELISA 试剂检测

HBsAg、抗 -HBs 和抗 -HBc 三项指标。对 ELISA 检测结果中，HBsAg 检测值≥临界（cut off, CO）值的标本、抗 -HBs 检测值在 1.5～10 倍阴性对照平均值的标本、抗 -HBc 检测值在 1/150～1/10 倍阴性对照平均值的标本用 MEIA 法复核。复核结果与 ELISA 检测结果不一致者以 MEIA 检测结果为最终结果。ELISA 结果判定标准如下：

1）HBsAg 判定标准：CO 值为 2.1 倍阴性对照平均值（阴性对照 OD 值<0.05 按 0.05 计算），检测样本 OD 值≥CO 值为阳性，检测样本 OD 值<CO 值为阴性。

2）抗 -HBs 判定标准：CO 值为 1.5 倍阴性对照平均值（阴性对照 OD 值<0.05 按 0.05 计算），检测样本 OD 值≥CO 值为阳性，检测样本 OD 值<CO 值为阴性。

3）抗 -HBc 判定标准：CO 值为 1/10 倍阴性对照平均值，检测样本 OD 值≤CO 值为阳性，检测样本 OD 值>CO 值为阴性。

MEIA 结果判定标准为：

HBsAg 定量值≥0.05IU/ml 为阳性，否则为阴性；抗 -HBs 定量值≥10mIU/ml 为阳性，否则为阴性；抗 -HBc 检测 S/CO 值≤1 为阳性，否则为阴性。

（2）HBcAg、抗 -IIBe 指标的检测：HBsAg 阳性标本进一步检测 HBeAg、抗 -HBe，抗 -HBc 阳性且 HBsAg 阴性标本进一步检测抗 -HBe。

HBeAg 和抗 -HBe 直接用 MEIA 法检测。HBeAg 检测 S/N 值≥2 为阳性，否则为阴性；抗 -HBe 检测 S/CO 值≤1 为阳性，否则为阴性。此检测结果为最终结果。

（三）检测结果反馈

中国疾病预防控制中心病毒病所于 2014 年 12 月 31 日前完成 30 个省份（西藏自治区除外）的实验室检测后，由中国疾病预防控制中心于 2015 年 1 月底将检测结果反馈至各省疾控中心，再由省级疾控中心逐级将检测结果逐级反馈至被调查对象。西藏自治区现场调查于 2015 年 1 月底完成，检测结果于 2015 年 3 月底反馈。

五、数据录入与统计分析

（一）数据录入及整理

本次调查采用 EpiData 3.1 软件建立个案调查数据库。调查前由中国疾病预防控制中心下发录入程序，调查结束后由经过统一培训的数据管理人员严格按照双录入的要求录入数据。问卷调查第一次录入在现场调查结束后由县级疾控中心完成，第二次录入在省级疾控中心完成，省级疾控中心对数据核对校验无误后上报中国疾病预防控制中心。

中国疾病预防控制中心在各调查县随机抽取 5% 的调查问卷共 1568 份，双录入后反复核对建立起质量审核标准库，对各省上报数据库进行核对。对年龄、性别、出生日期、乙肝疫苗接种时间、甲肝疫苗接种时间等关键变量进行逻辑检测，就不一致的问题通过电话询问或查阅现场资料等方式进行反复核实，形成最终分析用数据库。

中国疾病预防控制中心病毒病所完成所有检测后生成实验室检测结果数据库。中国疾病预防控制中心通过条形识别码将实验室检测结果数据库与现场调查数据库对接合并。条形识别码对接不一致的调查信息,通过复查标本条形识别码、电话询问或查阅现场资料等方式再次进行复核,从而确保了流行病学调查问卷与血标本检测结果的一致性。

（二）统计分析

运用统计分析软件 SAS 9.3 进行数据分析。按调查设计权重加权估计不同地区、不同年龄组人群 HBsAg、抗 -HBs、抗 -HBc 流行率等,并将其与 2006 年全国人群乙肝血清流行病学调查结果进行比较分析。

1. 点值估计　由于本次调查为复杂调查设计,故采用调查设计权重进行总体率的加权估计。

（1）基础入样权重:观察个体 i 的入样权重 w_i 为该个体入样概率 π_i 的倒数,即 $w_i=1/\pi_i$。基础入样权重 $w_{base}=w_1 \times w_{2|1}$。

（2）无应答分类加权调整:使用权重调整无应答,能大幅消除总体率及总体总数估计时的无应答偏倚。收集无应答者的年龄、性别等人口学信息,把所有个体归入到相应的加权调整格子中。对于任意格子,W_R 为应答者基础入样权重之和,W_M 为无应答者基础入样权重之和。格子中应答者新的入样权重为基础入样权重与加权调整因子 $w'_{adj}=(W_M+W_R)/W_R$ 的乘积。

（3）人口学事后分层调整:所有个体入样权重之和即为目标总体总数的估计值。由于存在遗漏等选择性偏倚,此估计值与真实总体总数并不完全一致,还需修正权重以便把样本校正为事后分层的真实总体总数。事后分层调整是用真实总体总数来调整权重。对于任意格子,W 为个体入样权重之和,N 为自然总体落在格子中的真实总体总数。调整比值 $W_{adj}=N/W$。

个体最终的调查设计权重 $w_i=w_1 \times w_{2|1} \times w'_{adj} \times w_{adj}$。

若 y_i 为个体特征变量值,具有某特征者,取值为 1,不具有某特征者,取值为 0,则总体率的点值估计为

$$p = \sum_{i=1}^{n} w_i y_i \Big/ \sum_{i=1}^{n} w_i。$$

2. 方差估计　复杂抽样调查设计的方差估计仅取决于抽样设计的第 1 阶段,并以有放回抽取 PSUs 为前提假设。采用泰勒级数线性法估计率的方差 $V[p]$。

率为 25%～75% 时,构建 Wald（线性）置信区间: $p \pm t_{\alpha/2,df} \times \sqrt{\hat{V}[p]}$,$t_{\alpha/2,df}$ 为自由度为 df 的 t 分布第 $100(1-\alpha/2)$ 分位数。

<25% 或 >75% 的率,构建 Wilson（得分）校正置信区间:

$$\left(p+z_{\alpha/2}^2/2n_e^*\right) \pm \left(z_{\alpha/2}\sqrt{\left(p(1-p)+z_{\alpha/2}^2\right)/4n_e^*}\Big/\left(1+z_{\alpha/2}^2/n_e^*\right)\right),$$ 自由度调整的有效样本大小 $n_e^* = n_e\left(t_{\alpha/2,n-1}^2 \big/ t_{\alpha/2,df}^2\right)$,有效样本大小 $n_e=n/deff$。

六、质量控制

本调查在调查方案设计、现场资料收集、实验室检测、调查数据整理和统计分析阶段均

实施了严格的质量控制,各个环节质量控制结果达到了方案设计的质量控制要求。

（一）调查方案质量控制

本次调查方案由中国疾病预防控制中心起草,调查方案经权威专家论证,并借鉴了2006年全国乙肝血清流行病学调查的经验,保证了调查方案的科学性和可操作性。

（二）抽样框准确性的质量控制

中国疾病预防控制中心将国家民政部2013年基层自治组织统计代码(截至2013年12月31日)中160个县中相应的村委会信息下发给各县疾控中心,各县疾控中心核实各村委会拆迁、合并变更情况后,再上报各村委会常住人口数,构建第一阶段抽样框。本次调查的村级单位统一由中国疾病预防控制中心随机抽取,不允许随意更改和替换。山东、新疆等省的部分调查县因拆迁、登革热防控等客观原因需要替换村级调查单位者,上报中国疾病预防控制中心同意后,由中国疾病预防控制中心再次随机抽取进行替换或补充。

第二阶段抽样框由各县级疾控中心在第一阶段已抽取的各村委会中分别摸底登记的1~4岁、5~14岁和15~29岁常住人口构建。在本地连续居住≥6个月者均需登记,流出≥6个月者则无需登记。根据2010年全国第六次人口普查数据中各年龄组人口构成和第一阶段抽样框中各村委会上报的常住人口数,核实第二阶段抽样框常住人口的摸底登记情况。要求两阶段抽样框常住人口数符合率≥90%,否则重新摸底登记造册。

（三）现场调查质量控制

1. 标准化流程　在现场调查开始之前,对调查人员、血标本采集人员、数据录入人员进行统一技术培训。所有采血器材统一由中国疾病预防控制中心提供。现场问卷调查严格按照方案实施,由接受培训的专业人员进行采血,调查问卷和血液标本粘贴条形识别码,确保血清管条形识别码和调查问卷条形识别码完全一致。调查问卷采取双录入,并经多次审核。

2. 失访处理　为保证样本的随机性,两阶段抽样均不允许使用非调查对象抽取表里的对象替换已抽取的对象。第一阶段抽取的村委会若无开展本次流调的条件,则上报中国疾病预防控制中心,由中国疾病预防控制中心重新随机抽取村委会后,再下发给县疾控中心。

第二阶段每个村委会随机扩大抽取的调查对象失访率≤50%时,全部应答者仍小于所需样本量,则不足人数在本村剩余相应年龄组常住人口中随机抽取补充。本村剩余常住人口仍不满足所需样本量的,就在同县随机抽取的另一村委会随机补充。若仍不满足,则以两村已调查人数为准,不再补充。失访率>50%时,则在本村第二阶段抽样框中重新随机抽取各年龄组常住人口进行调查。重新随机抽取后若失访率仍然>50%,则考虑在同一县中随机多抽取一个村委会,随机补充调查不足人数。

3. 无应答处理　调查过程中,对于初始无应答者(即对第一次调查无应答的人),记录初始无应答原因(不在家、拒绝等)的同时,采取针对性措施,尽最大努力获得调查对象的应答。连续3次回访后仍无应答则视为失访,详细记录其相关信息(无应答原因、姓名、年龄、性别等),填写《失访对象信息登记表》。

由于失访,各村委会各年龄组实际调查人数会小于所分配的样本量,并使各年龄组内部的自然年龄构成失衡。为避免样本量损失过大,各县级疾控中心事先估计各年龄组失访率,扩大各村委会各年龄组所分配的样本量后再进行抽样。为避免年龄构成失衡,扩大后的各年龄组样本量再按各自内部的自然年龄构成换算成1~4岁每1岁一组、5~14岁每2岁一组、15~29岁每5岁一组需要调查的具体人数。各年龄组调查人数一旦满足所需的样本量即停止调查。

(四)实验室检测质量控制

1. 实验室制定了统一的实验室质量控制规程,保证采血、血清分离、分装、编码、运送符合实验室检测及生物安全的要求。检测试剂由中国疾病预防控制中心病毒病所统一采购,使用同一批号的试剂开展检测。检测前对实验室检测人员进行专业培训,保证检测的操作符合质量要求。对检测结果不相符或处于灰区的样本用Abbott试剂进行认真复核。

2. 制定严密的检测规程,建立实验平台,并对实验室人员开展检测规程的培训工作,根据全国乙肝血清流行病学调查检测工作量大、步骤多的特点,选择相关操作经验比较丰富的人员承担检测工作;为每位检测人员合理定岗,规定相对比较单纯的工作内容,避免忙中出错;在检测正式开始前对每个岗位的工作人员做针对性培训,以达到规范检测的目的。

3. 本次检测需要用到的仪器包括Abbott i2000分析仪、洗板机、酶标仪、电动加样枪、水浴箱等,使用前根据不同检测项目的特性,邀请相关厂家的专业技术人员进行调试和校对。

4. 本次检测开始之前先开展严谨的ELISA试剂评价工作。以美国Abbott试剂作为金标准,选择国内产销量排前五位的厂家的乙肝五项ELISA检测试剂进行比对和评价,根据评价结果选择性能最优的ELISA试剂。为保证实际用于检测的试剂性能与筛选时一致,不仅要求两者为同一批号,而且在检测前、中、后,使用自备的HBV标志参比系统对试剂进行复核检测。

5. 为及时发现检测中随时可能出现的少数表现异常的酶标板,保证每块酶标板的检测质量都能达到试剂盒的设计要求,按常规在每块酶标板上设置2孔阳性对照和3孔阴性对照,凡阴、阳性对照变异>3倍标准差,均视为检测质量不达标,一律整板重复检测。随机选择约半数的酶标板,统计分析质量控制品(包括阴、阳性对照和国家标准品)的检测异常率,统计合格酶标板3种对照的测量值均数、标准差。各种对照测量值均数比较适中,变异也较小。

6. 诊断医学统计学理论研究表明,诊断试剂的CO值是与目标人群阳性率相关的变量。本次实验推导出使诊断试验准确度最大化的最佳CO值推导公式,并应用于实际检测,使结果判断的正确性有了明显改善。

7. 诊断试验都有一定的假阳性率和假阴性率,而且假阳性和假阴性大多出现在CO值附近,将初筛检测值在CO值附近3个标准差内的所有标本用Abbott试剂进行复核。

HBV的五项血清学标志,其组合有一定规律。虽可有例外("不合理"组合),但几率不高。所以，遇有"不合理"组合的情况，首先要排除检测错误，然后对"不合理"组合做出确认。本检测中组合"不合理"的标本，首先使用 Abbott 公司 MEIA 试剂进行重复检测。

8. 在操作过程中，检测人员如果发现某块酶标板表现异常，该板样品也要重新检测。每天检测完成，检测数据录入数据库后，一名有经验的技术人员要仔细阅读当天检测结果，若发现有结果异常，次日即重新检测。

（五）数据分析质量控制

数据整理和统计分析在流行病学及卫生统计学专家组的指导下，由卫生统计专业人员、流行病学专业人员和病毒病所实验室检测专业人员使用 SAS 9.3 软件共同完成。对关键变量存在逻辑错误或实验室条形识别码和流调数据对接不一致的个案信息进行一一核实。根据调查设计分别构建第一阶段和第二阶段抽样权重，并按省份、性别和年龄组事后分层构建无应答和抽样框遗漏分类调整权重，加权估计流行率。

七、伦理

本次调查结合"十二五"国家科技重大专项"乙型肝炎病毒免疫预防新策略的研究"课题（编号 2012ZX10002001），在实施前向中国疾病预防控制中心伦理委员会提出伦理审查申请，获得伦理委员会的审查同意（批准通知书编号 201339）。

调查时严格按照伦理委员会要求开展工作，并与被调查者签署知情同意书。签署知情同意书之前，被调查者可询问有关调查的细节并得到详细的回答，有足够的时间考虑是否参加本调查。在调查过程中，被调查者有权决定退出调查。各地调查人员的姓名、单位及其联系方式等都在知情同意书上说明，被调查对象可以向调查员咨询有关问题。现场调查时，除流行病学调查人员外，还配备了临床医生和护士，保证调查工作顺利进行。

为了保护调查对象的个人隐私权，调查人员严格保密，调查资料统一集中后进行计算机录入，除研究人员外，其他非授权人员不能查看调查对象的个人信息；调查时就实验室检测结果反馈途径征询了调查对象的意愿，调查结果最后由各级疾控中心按调查对象选择的反馈途径进行了反馈。

所有被调查者不承担任何与调查有关的费用。

八、结果与分析

（一）调查人群基本情况

1. 调查人口规模　本次调查范围为 31 个省的 160 个县，调查对象为 1～29 岁常住人口（即在当地居住≥6 个月的人口）。预期调查 31 024 人，按照事先估算各年龄组失访率，扩大抽取调查对象为 38 142 人，实际调查 31 772 人，排除其中血标本不足的 59 人，有效调查人数为 31 713 人（图1）。

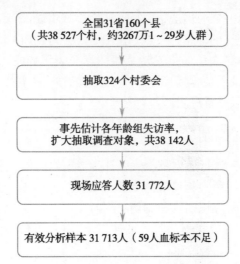

图1　全国1~29岁人群乙肝血清流行病学调查有效样本来源

2．调查人口的代表性　本次预期调查31 024人，实际调查31 713人，实际调查人数多于预期调查人数，但实际调查人口与预期调查人口1~4岁、5~14岁、15~29岁的构成比差异无统计学意义（表1）。

表1　全国1~29岁人群乙肝血清流行病学调查人口和全国人口年龄构成比较

年龄组/岁	预期调查人口		实际有效调查人口		全国 2010 年人口	
	人口数	构成比/%	人口数	构成比/%	人口数	构成比/%
1~4	12 818	41.32	12 681	39.99	61 746 176	11.52
5~14	9082	29.27	9738	30.70	145 790 011	27.21
15~29	9124	29.41	9294	29.31	328 315 484	61.27
合计	31 024	100.00	31 713	100.00	535 851 671	100.00

3．调查人口的基本特征

（1）地区分布：调查城市人口15 739人，农村人口15 974人，分别占调查总人口的49.63%和50.37%。调查长江以北地区15 589人、长江以南地区16 124人，分别占调查总人口的49.16%、50.84%；长江以北地区城市人群7780人、农村人群7809人，长江以南地区城市人群7959人、农村人群8165人，分别占调查总人口的24.53%、24.62%、25.10%、25.75%。调查东部地区10 424人、中部地区10 362人、西部地区10 927人，分别占调查总人口的32.87%、32.67%和34.46%；调查东部城市5210人、中部城市5173人、西部城市5356人、东部农村5214人、中部农村5189人、西部农村5571人，分别占调查总人口的16.14%、16.31%、16.89%、16.44%、16.36%和17.57%（表2）。

（2）年龄分布：全部调查对象中1~4岁12 681人、5~14岁9738人、15~29岁9294人，分别占调查总人口的39.99%、30.70%、29.31%（表2）。

（3）性别分布：调查男性15 814人、女性15 899人，男女性别比为0.99∶1。

（4）文化程度分布：本次调查18~29岁人群7526人中，文盲115人、小学文化程度408人、初中文化程度2596人、高中（中专）文化程度2364人、大学及以上文化程度2043人，分别占调查人口的 1.53%、5.42%、34.49%、31.41% 和 27.15%。

（5）职业分布：本次调查 18～29 岁人群 7526 人中，农民 2575 人、工人 949 人、干部/职员 912 人、学生 725 人、教师 183 人、医护人员 379 人、公共场所服务人员 603 人、其他 1180 人，分别占调查人口的 34.21%、12.61%、12.12%、9.63%、2.43%、5.04%、8.01%、14.88%。

（6）民族分布：本次共调查汉族 26 781 人、蒙古族 373 人、藏族 1427 人、维吾尔族 557 人、壮族 283 人、回族 484 人、其他少数民族 1808 人，分别占调查人口的 84.45%、1.18%、4.50%、1.76%、0.89%、1.53% 和 5.70%。

（7）婚姻状况分布：本次调查 18～29 岁人群 7526 人中，未婚 3264 人、已婚 4262 人，分别占调查人口的 43.36% 和 56.64%。

表2　全国1～29岁人群乙肝血清流行病学调查人口构成

地区		1～4 岁		5～14 岁		15～29 岁		合计	
		调查人数	构成比/%	调查人数	构成比/%	调查人数	构成比/%	调查人数	构成比/%
长江以北	城市	3152	40.51	2338	30.05	2290	29.43	7780	100.00
	农村	3178	40.70	2361	30.23	2270	29.07	7809	100.00
	小计	6330	40.61	4699	30.14	4560	29.25	15 589	100.00
长江以南	城市	3166	39.78	2445	30.72	2348	29.50	7959	100.00
	农村	3185	39.01	2594	31.77	2386	29.22	8165	100.00
	小计	6351	39.39	5039	31.25	4734	29.36	16 124	100.00
东部	城市	2114	40.58	1571	30.15	1525	29.27	5210	100.00
	农村	2127	40.79	1558	29.88	1529	29.32	5214	100.00
	小计	4241	40.68	3129	30.02	3054	29.30	10 424	100.00
中部	城市	2107	40.73	1544	29.85	1522	29.42	5173	100.00
	农村	2110	40.66	1573	30.31	1506	29.02	5189	100.00
	小计	4217	40.70	3117	30.08	3028	29.22	10 362	100.00
西部	城市	2097	39.15	1668	31.14	1591	29.71	5356	100.00
	农村	2126	38.16	1824	32.74	1621	29.10	5571	100.00
	小计	4223	38.65	3492	31.96	3212	29.40	10 927	100.00
合计	城市	6318	40.14	4783	30.39	4638	29.47	15 739	100.00
	农村	6363	39.83	4955	31.02	4656	29.15	15 974	100.00
	小计	12 681	39.99	9738	30.70	9294	29.31	31 713	100.00

（二）HBV血清学标志物的地区分布

1. 1～29 岁人群 HBsAg 流行率地区分布　全国 1～29 岁人群 HBsAg 流行率为 2.64%，其中长江以北地区 1～29 岁人群 HBsAg 流行率为 1.36%，长江以南地区为 3.65%，长江以南地区 HBsAg 流行率高于长江以北地区，差异有统计学意义。

东、中、西部地区 1～29 岁人群 HBsAg 流行率分别为 2.44%、2.18% 和 3.42%，差异无统计学意义。

城市、农村 1～29 岁人群 HBsAg 流行率分别为 1.78% 和 3.27%，农村 HBsAg 流行率高于城市,差异有统计学意义。

长江以南地区 1～29 岁城市人群(2.44%)和农村人群(4.55%)HBsAg 流行率差异有统计学意义,长江以北地区城乡 HBsAg 流行率差异无统计学意义。东、中、西部地区城市 1～29 岁人群 HBsAg 流行率分别为 1.69%、1.91% 和 1.77%,差异无统计学意义;东、中、西部地区农村 1～29 岁人群 HBsAg 流行率分别为 3.20%、2.34% 和 4.51%,差异无统计学意义。东部和西部地区内的城市和农村人群的 HBsAg 流行率差异有统计学意义,中部地区的城市和农村人群的 HBsAg 流行率差异无统计学意义(图 2,表 3)。

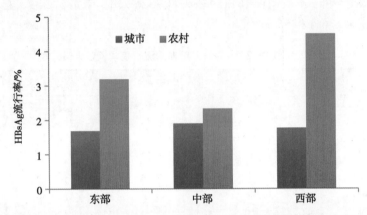

图2　1～29 岁人群 HBsAg 流行率在东、中、西部地区的城乡分布

1～29 岁人群 HBsAg 流行率,从低到高依次为东北(0.81%)、华北(1.25%)、西南(2.44%)、西北(2.46%)、华东(2.61%)、中南地区(3.70%)。东北地区 HBsAg 流行率低于华东、中南和西南地区,华北地区 HBsAg 流行率低于中南地区(表 4)。1～29 岁人群分省HBsAg 流行率,从高到低前五位依次为广西(8.37%)、江西(6.86%)、福建(5.97%)、广东(5.52%)和新疆(5.50%)。

2.1～29 岁人群抗 -HBs 流行率地区分布　全国 1～29 岁人群抗 -HBs 流行率为57.79%。长江以北地区 1～29 岁人群抗 -HBs 流行率为 58.76%,长江以南地区为 57.03%,差异无统计学意义。

东、中、西部地区 1～29 岁人群抗 -HBs 流行率分别为 59.11%、58.81% 和 55.13%,差异无统计学意义。

城市、农村 1～29 岁人群抗 -HBs 流行率分别为 60.86% 和 55.56%,差异有统计学意义。

长江以北地区 1～29 岁城市人群(62.54%)和农村人群(56.14%)抗 -HBs 流行率差异有统计学意义,长江以南地区城乡抗 -HBs 流行率差异无统计学意义。东、中、西部地区城市1～29 岁人群抗 -HBs 流行率分别为 61.36%、61.64% 和 59.32%,差异无统计学意义;东、中、西部地区农村 1～29 岁人群抗 -HBs 流行率分别为 56.84%、57.18% 和 52.36%,差异无统计学意义。东部和中部地区城市和农村人群的抗 -HBs 流行率差异无统计学意义,西部地区城市和农村人群的抗 -HBs 流行率差异有统计学意义(表 3)。

1～29 岁人群抗 -HBs 流行率从低到高依次为华北(49.44%)、西南(54.38%)、西北(56.65%)、华东(57.20%)、东北(62.06%)、中南地区(62.54%)。中南地区抗 -HBs 流行率高于全国抗 -HBs 流行率。华北和西南地区抗 -HBs 流行率低于东北和中南地区(表 4)。

3．1～29岁人群抗-HBc流行率地区分布　全国1～29岁人群抗-HBc流行率为13.01%。长江以北地区1～29岁人群抗-HBc流行率10.11%，长江以南地区为15.28%，长江以南地区抗-HBc流行率高于长江以北地区，差异有统计学意义。

东、中、西部地区1～29岁人群抗-HBc流行率分别为12.21%、12.10%和15.00%，差异无统计学意义。

城市、农村1～29岁人群抗-HBc流行率分别为12.65%和13.28%，差异无统计学意义。

长江南北地区1～29岁城乡人群抗-HBc流行率差异无统计学意义。东、中、西部地区城市1～29岁人群抗-HBc流行率分别为11.85%、13.04%和13.30%，差异无统计学意义；东、中、西部地区农村1～29岁人群抗-HBc流行率分别为12.57%、11.56%和16.12%，西部地区农村人群抗-HBc流行率高于中部地区农村人群，差异有统计学意义。东、中、西部地区城市和农村人群的抗-HBc流行率差异均无统计学意义（表3）。

1～29岁人群抗-HBc流行率从低到高依次为东北（6.49%）、华北（7.12%）、西北（13.43%）、西南（13.59%）、华东（13.82%）、中南地区（15.28%）。其中，华北、东北地区抗-HBc流行率低于中南、华东、西南、西北地区，差异有统计学意义（表4）。

（三）HBV血清学标志物人群分布

1．1～29岁人群HBV血清学标志物的年龄分布

（1）1～4岁、5～14岁和15～29岁人群的HBV血清学标志物流行率：1～4岁、5～14岁和15～29岁人群HBsAg流行率分别为0.32%、0.94%和4.38%，年龄别HBsAg流行率两两差异有统计学意义。（表5）。

1～4岁、5～14岁和15～29岁人群抗-HBs流行率分别为71.63%、52.88%和56.94%。5～14岁和15～29岁人群抗-HBs流行率差异无统计学意义，1～4岁人群的抗-HBs流行率高于5～14岁和15～29岁人群，差异有统计学意义（表5）。

1～4岁、5～14岁和15～29岁人群抗-HBc流行率分别为1.95%、3.03%和22.47%。1～4岁和5～14岁人群的抗-HBc流行率差异无统计学意义，15～29岁人群抗-HBc流行率高于1～4岁和5～14岁人群，差异有统计学意义（表5）。

（2）HBV血清学标志物流行率的年龄别变化趋势：1～29岁人群HBsAg流行率随年龄增长而逐渐升高，20～24岁年龄组最高（5.00%），25～29岁年龄组次之（4.98%）（表6、表7、图3）。

1～4岁人群抗-HBs流行率最高（71.63%），其余各年龄组均维持在50%～60%（表6、表7）。

1～29岁人群抗-HBc流行率随年龄增长而逐渐升高，≥20岁人群抗-HBc流行率>20%；<20岁人群抗-HBc流行率<10%（表6、表7）。

（3）不同年龄别人群HBV血清学标志物的地区分布

1）1～4岁人群HBV血清学标志物地区分布

a）1～4岁人群HBsAg流行率地区分布：长江以北、长江以南地区1～4岁人群HBsAg流行率分别为0.09%和0.51%，差异有统计学意义。东、中、西部地区1～4岁人群HBsAg流行率分别为0.37%、0.22%和0.41%，差异无统计学意义。城市和农村1～4岁人群HBsAg流行率分别为0.23%和0.38%，差异无统计学意义（表8、表9）。

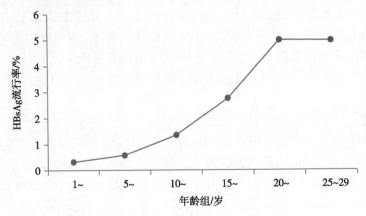

图3 1~29岁人群HBsAg流行率年龄分布

长江以北、长江以南地区1～4岁城市人群HBsAg流行率分别为0.09%和0.34%，差异无统计学意义；长江以北、长江以南地区1～4岁农村人群HBsAg流行率分别为0.09%和0.62%，差异有统计学意义。长江以北、长江以南地区1～4岁城市和农村人群HBsAg流行率差异无统计学意义（表9）。

东、中、西部地区1～4岁城市人群HBsAg流行率分别为0.16%、0.35%和0.16%，差异无统计学意义；东、中、西部地区1～4岁农村人群HBsAg流行率分别为0.56%、0.16%和0.56%，差异无统计学意义。东、中、西部地区1～4岁城市和农村人群HBsAg流行率差异无统计学意义（表9）。

b）1～4岁人群抗-HBs流行率的地区分布：长江以北、长江以南地区1～4岁人群抗-HBs流行率分别为70.33%和72.72%，差异无统计学意义。东、中、西部地区1～4岁人群抗-HBs流行率分别为75.71%、70.74%和69.05%，东部地区高于西部地区，差异有统计学意义，中部和西部地区差异无统计学意义。城市和农村1～4岁人群抗-HBs流行率分别为76.80%和68.36%，城市抗-HBs流行率高于农村，差异有统计学意义（表9）。

长江以北、长江以南地区1～4岁城市人群抗-HBs流行率分别为76.22%和77.28%，差异有统计学意义；长江以北、长江以南地区1～4岁农村人群抗-HBs流行率分别为66.71%和69.78%，差异无统计学意义。长江以北地区、长江以南地区的1～4岁城市人群抗-HBs流行率均高于农村人群，差异有统计学意义（表10）。

东、中、西部地区1～4岁城市人群抗-HBs流行率分别为77.53%、74.47%和78.76%，差异无统计学意义；东、中、西部地区1～4岁农村人群抗-HBs流行率分别为74.04%、68.92%和63.02%，东部1～4岁农村人群抗-HBs流行率高于西部地区，差异有统计学意义。东部和中部地区1～4岁城市和农村人群抗-HBs流行率差异均无统计学意义，西部地区1～4岁城市人群抗-HBs流行率高于农村人群，差异有统计学意义（表10）。

c）1～4岁人群抗-HBc流行率的地区分布：长江以北、长江以南地区1～4岁人群抗-HBc流行率分别为1.91%和1.98%，差异无统计学意义。东、中、西部地区1～4岁人群抗-HBc流行率分别为1.23%、2.25%和2.19%，差异无统计学意义。城市和农村1～4岁人群抗-HBc流行率分别为2.76%和1.43%，差异无统计学意义（表9）。

长江以北、长江以南地区1～4岁城市人群抗-HBc流行率分别为3.58%和2.08%，差异无统计学意义；长江以北、长江以南地区 1~4 岁农村人群抗 -HBc 流行率分别为 0.88% 和 1.91%，差异无统计学意义。长江以北地区 1~4 岁城市人群抗 -HBc 高于农村地区，差异有统计学意义，长江以南地区 1~4 岁城市和农村人群抗 -HBc 流行率差异无统计学意义（表 11）。

东、中、西部地区 1~4 城市人群抗 -HBc 流行率分别为 1.12%、5.23% 和 1.71%，中部地区高于东部地区，差异有统计学意义；东、中、西部地区 1~4 岁农村人群抗 -HBc 流行率分别为 1.34%、0.78% 和 2.49%，差异无统计学意义。东部和西部地区 1~4 岁城市和农村人群抗 -HBc 流行率差异无统计学意义，中部地区 1~4 岁城市人群抗 -HBc 流行率高于农村人群，差异有统计学意义（表 11）。

2）5~14 岁人群 HBV 血清学标志物的地区分布

a）5~14 岁人群 HBsAg 流行率的地区分布：长江以北、长江以南地区 5~14 岁人群 HBsAg 流行率分别为 0.79% 和 1.06%，差异无统计学意义。东、中、西部地区 5~14 岁人群 HBsAg 流行率分别为 0.21%、0.95% 和 1.56%，东部地区 5~14 岁人群 HBsAg 流行率低于中、西部地区该年龄组人群，差异有统计学意义。城市和农村 5~14 岁人群 HBsAg 流行率分别为 0.79% 和 1.03%，差异无统计学意义（表 8、表 9）。

长江以北、长江以南地区 5~14 岁城市人群 HBsAg 流行率分别为 0.63% 和 0.92%，差异无统计学意义；农村人群 HBsAg 流行率分别为 0.92% 和 1.15%，差异无统计学意义。长江以北、长江以南地区 5~14 岁城市和农村人群 HBsAg 流行率差异均无统计学意义（表 8）。

东、中、西部地区 5~14 岁城市人群 HBsAg 流行率分别为 0.16%、1.45% 和 0.74%，中部 5~14 岁城市人群 HBsAg 流行率高于东部该年龄组人群，差异有统计学意义。东、中、西部地区 5~14 岁农村人群 HBsAg 流行率分别为 0.24%、0.72% 和 2.03%，西部 5~14 岁城市人群 HBsAg 流行率高于东部该年龄组人群，差异有统计学意义。东、中、西部地区 5~14 岁城市和农村人群 HBsAg 流行率差异均无统计学意义（表 8）。

b）5~14 岁人群抗 -HBs 流行率的地区分布：长江以北、长江以南地区 5~14 岁人群抗 -HBs 流行率分别为 55.10% 和 51.02%，差异无统计学意义。东、中、西部地区 5~14 岁人群抗 -HBs 流行率分别为 53.70%、54.36% 和 50.31%，差异无统计学意义。城市和农村 5~14 岁人群抗 -HBs 流行率分别为 57.34% 和 50.27%，城市高于农村，差异有统计学意义（表 9）。

长江以北、长江以南地区 5~14 岁城市人群抗 -HBs 流行率分别为 59.76% 和 55.37%，差异无统计学意义；长江以北、长江以南地区 5~14 岁农村人群抗 -HBs 流行率分别为 52.44% 和 48.45%，差异有统计学意义。长江以北地区 5~14 岁城市和农村人群抗 -HBs 流行率差异无统计学意义，长江以南地区 5~14 岁城市人群抗 -HBs 高于农村人群，差异有统计学意义（表 10）。

东、中、西部地区 5~14 岁城市人群抗 -HBs 流行率分别为 56.47%、59.16% 和 56.27%，差异无统计学意义；东、中、西部地区 5~14 岁农村人群抗 -HBs 流行率分别为 51.48%、52.11% 和 46.94%，差异无统计学意义。东、中和西部地区 5~14 岁城市和农村人群抗 -HBs 流行率差异均无统计学意义（表 10）。

c）5~14 岁人群抗 -HBc 流行率的地区分布：长江以北、长江以南地区 5~14 岁人群抗 -HBc 流行率分别为 2.86% 和 3.16%，差异无统计学意义。东、中、西部地区 5~14 岁人群抗 -HBc 流行率分别为 1.81%、2.73% 和 4.45%，西部地区抗 -HBc 流行率高于东部地区，差异有统计学意义。城市和农村 5～14 岁人群抗 -HBc 流行率分别为 3.73% 和 2.62%，差异无统计学意义（表9）。

长江以北、长江以南地区 5～14 岁城市人群抗 -HBc 流行率分别为 3.92% 和 3.57%，差异无统计学意义；长江以北、长江以南地区 5～14 岁农村人群抗 -HBc 流行率分别为 2.26% 和 2.92%，差异无统计学意义。长江以北、长江以南地区 5～14 岁城市和农村人群抗 -HBc 流行率差异无统计学意义（表11）。

东、中、西部地区 5～14 岁城市人群抗 -HBc 流行率分别为 2.37%、5.52% 和 3.22%，差异无统计学意义；东、中、西部地区 5～14 岁农村人群抗 -HBc 流行率分别为 1.37%、1.42% 和 5.15%，西部地区农村抗 -HBc 流行率高于东、中部地区农村，差异有统计学意义。东部和西部地区 5～14 岁城市和农村人群抗 -HBc 流行率差异无统计学意义，中部地区 5～14 岁城市人群抗 -HBc 流行率高于农村人群，差异有统计学意义（表11）。

3）15～29 岁人群 HBV 血清学标志物的地区分布

a）15～29 岁人群 HBsAg 流行率的地区分布：长江以北、长江以南地区 15～29 岁人群 HBsAg 流行率分别为 2.14% 和 6.03%，差异有统计学意义。东、中、西部地区 15～29 岁人群 HBsAg 流行率分别为 3.95%、3.79% 和 5.60%，差异无统计学意义。城市和农村 15～29 岁人群 HBsAg 流行率分别为 2.65% 和 5.86%，农村 HBsAg 流行率高于城市，差异有统计学意义（表8、表9）。

长江以北、长江以南地区 15～29 岁城市人群 HBsAg 流行率分别为 1.27% 和 3.63%，差异有统计学意义；长江以北、长江以南地区 15～29 岁农村人群 HBsAg 流行率分别为 2.85% 和 8.16%，差异有统计学意义。长江以北地区 15～29 岁城市和农村人群 HBsAg 流行率差异无统计学意义，长江以南地区 15～29 岁城市人群 HBsAg 流行率低于农村人群，差异有统计学意义（表8）。

东、中、西部地区 15～29 岁城市人群 HBsAg 流行率分别为 2.59%、2.61% 和 2.81%，差异无统计学意义。东、中、西部地区 15～29 岁农村人群 HBsAg 流行率分别为 5.52%、4.62% 和 7.68%，差异无统计学意义。东部和西部地区的 15～29 岁农村人群 HBsAg 流行率高于城市人群，差异均具有统计学意义，中部地区 15～29 岁城市和农村人群 HBsAg 流行率差异无统计学意义（表8）。

b）15～29 岁人群抗 -HBs 流行率的地区分布：长江以北、长江以南地区 15～29 岁人群抗 -HBs 流行率分别为 57.66% 和 56.41%，差异无统计学意义。东、中、西部地区 15～29 岁人群抗 -HBs 流行率分别为 58.10%、57.88% 和 54.40%，差异无统计学意义。城市和农村 15～29 岁人群抗 -HBs 流行率分别为 58.82% 和 55.33%，差异无统计学意义（表9）。

长江以北、长江以南地区 15～29 岁城市人群抗 -HBs 流行率分别为 60.48% 和 57.66%，差异无统计学意义；长江以北、长江以南地区 15～29 岁农村人群抗 -HBs 流行率分别为 55.35% 和 55.31%，差异无统计学意义。长江以北、长江以南地区，城市和农村 15～29 岁人群抗 -HBs 流行率差异均无统计学意义（表10）。

东、中、西部地区 15～29 岁城市人群抗 -HBs 流行率分别为 60.16%、59.45% 和 56.01%，差异无统计学意义；东、中、西部地区 15～29 岁农村人群抗 -HBs 流行率分别为 55.73%、56.78% 和 53.20%，差异无统计学意义。东、中和西部地区 15～29 岁城市和农村人群抗 -HBs 流行率差异均无统计学意义（表10）。

c) 15~29 岁人群抗 -HBc 流行率的地区分布：长江以北、长江以南地区 15~29 岁人群抗 -HBc 流行率分别为 17.54% 和 26.11%，差异有统计学意义。东、中、西部地区 15~29 岁人群抗 -HBc 流行率分别为 19.54%、22.57% 和 26.07%，西部地区抗 -HBc 流行率高于东部地区，差异具有统计学意义。城市和农村 15~29 岁人群抗 -HBc 流行率分别为 19.51% 和 25.01%，差异有统计学意义（表 9）。

长江以北、长江以南地区 15~29 岁城市人群抗 -HBc 流行率分别为 14.98% 和 22.70%，长江以南地区 15~29 岁城市人群抗 -HBc 流行率高于长江以北地区，差异有统计学意义；长江以北、长江以南地区 15~29 岁农村人群抗 -HBc 流行率分别为 19.63% 和 29.12%，差异有统计学意义。长江以北地区 15~29 岁城市和农村人群抗 -HBc 流行率差异无统计学意义，长江以南地区 15~29 岁农村人群抗 -HBc 流行率高于城市人群，差异有统计学意义（表 11）。

东、中、西部地区 15~29 岁城市人群抗 -HBc 流行率分别为 17.69%、19.61% 和 22.28%，差异无统计学意义；东、中、西部地区 15~29 岁农村人群抗 -HBc 流行率分别为 21.66%、24.64% 和 28.89%，差异无统计学意义。东部、中部和西部地区 15~29 岁城市和农村人群抗 -HBc 流行率差异均无统计学意义（表 11）。

2. 1~29 岁人群 HBV 血清学标志物性别分布　全国 1~29 岁男性人群 HBsAg、抗 -HBs、抗 -HBc 流行率分别为 2.68%、57.77%、11.63%，女性人群 HBsAg、抗 -HBs、抗 -HBc 流行率分别为 2.60%、57.81%、14.36%，各血清学标志物流行率男女差异均无统计学意义（表 12、表 13）。

（1）不同年龄别人群 HBV 血清学标志物性别分布

1）1~4 岁人群 HBV 血清学标志物性别分布：全国 1~4 岁男性、女性人群的 HBsAg 流行率分别为 0.35% 和 0.28%，差异无统计学意义；抗 -HBs 流行率分别为 70.61% 和 72.83%，差异无统计学意义；抗 -HBc 流行率分别为 1.76% 和 2.17%，差异无统计学意义（表 12、图 4）。

2）5~14 岁人群 HBV 血清学标志物性别分布：全国 5~14 岁男性、女性人群的 HBsAg 流行率分别为 0.84% 和 1.05%，差异无统计学意义；抗 -HBs 流行率分别为 52.99% 和 52.74%，差异无统计学意义；抗 -HBc 流行率分别为 2.75% 和 3.34%，差异无统计学意义（表 12、图 4）。

3）15~29 岁人群 HBV 血清学标志物性别分布：全国 15~29 岁男性、女性人群的 HBsAg 流行率分别为 4.83% 和 4.01%，差异无统计学意义；抗 -HBs 流行率分别为 56.94% 和 56.94%，差异无统计学意义；抗 -HBc 流行率分别为 21.54% 和 23.26%，差异无统计学意义（表 12、图 4）。

（2）不同地区人群 HBV 血清学标志物性别分布

1）不同地区 HBsAg 流行率性别分布：全国 1~29 岁男性、女性人群的 HBsAg 流行率分别为 2.68%、2.60%，差异无统计学意义。

长江以北、长江以南地区男性 1~29 岁人群的 HBsAg 流行率分别为 1.44% 和 3.63%，差异有统计学意义。长江以北、长江以南地区女性 1~29 岁人群的 HBsAg 流行率分别为 1.29% 和 3.66%，差异有统计学意义。长江以北和长江以南地区 1~29 岁人群男女性别间 HBsAg 流行率差异均无统计学意义（表 13）。

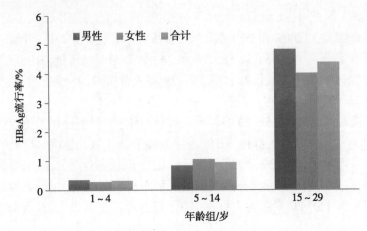

图 4　不同年龄不同性别人群 HBsAg 流行率

东、中、西部地区男性 1～29 岁人群 HBsAg 流行率分别为 2.45%、2.20% 和 3.35%，差异无统计学意义。东、中、西部地区女性 1～29 岁人群 HBsAg 流行率分别为 2.44%、2.16% 和 3.33%，差异无统计学意义。东、中、西部地区 1～29 岁人群男性与女性 HBsAg 流行率差异均无统计学意义（表 13）。

2）不同地区抗 -HBs 流行率性别分布：全国 1～29 岁男性、女性人群的抗 -HBs 流行率分别为 57.77% 和 57.81%，差异无统计学意义。

长江以北、长江以南地区男性 1～29 岁人群的抗 -HBs 流行率分别为 59.14% 和 56.73%，差异无统计学意义。长江以北、长江以南地区女性 1～29 岁人群的抗 -HBs 流行率分别为 58.41% 和 57.33%，差异无统计学意义。长江以北和长江以南地区 1～29 岁人群男女性别间抗 -HBs 流行率差异均无统计学意义（表 13）。

东、中、西部地区男性 1～29 岁人群的抗 -HBs 流行率分别为 59.67%、58.68%、54.62%，东部地区男性抗 -HBs 流行率高于西部地区男性，差异具有统计学意义。东、中、西部地区女性 1～29 岁人群的抗 -HBs 流行率分别为 58.57%、58.94%、55.61%，差异均无统计学意义。东、中、西部地区 1～29 岁人群男性与女性抗 -HBs 流行率差异均无统计学意义（表 13）。

3）不同地区抗 -HBc 流行率性别分布：全国 1～29 岁男性、女性人群的抗 -HBc 流行率分别为 11.63% 和 14.36%，女性抗 -HBc 流行率高于男性，差异有统计学意义。

长江以北、长江以南地区男性 1～29 岁人群的抗 -HBc 流行率分别为 9.09% 和 13.56%，差异有统计学意义。长江以北、长江以南地区女性 1～29 岁人群的抗 -HBc 流行率分别为 11.07% 和 17.01%，差异有统计学意义。长江以北和长江以南地区 1～29 岁人群男女性别间抗 -HBc 流行率差异均无统计学意义。

东、中、西部地区 1～29 岁男性人群的抗 -HBc 流行率分别为 10.27%、10.53%、14.45%，差异均无统计学意义。东、中、西部地区 1～29 岁女性人群的抗 -HBc 流行率分别为 14.08%、13.64%、15.53%，差异均无统计学意义。东、中、西部地区 1～29 岁人群男性与女性抗 -HBc 流行率差异均无统计学意义（表 13）。

3．1～29 岁人群 HBV 血清学标志物民族分布　本次调查维吾尔族 1～29 岁人群 HBsAg 流行率最高（6.00%），其次为汉族（2.65%）；HBsAg 流行率最低的为蒙古族（0.35%）。

抗 -HBs 流行率最高为汉族（58.40%），其次为回族（57.81%），最低为维吾尔族（42.58%）。抗 -HBc 流行率最高为藏族和维吾尔族，均为 18.17%，最低为蒙古族（5.66%）（表 14）。

4. 18～29 岁人群 HBV 血清学标志物职业分布　HBsAg 流行率最高为农民（6.27%），最低为医护人员（2.14%）。抗 -HBs 流行率最高为医护人员（71.44%），最低为农民（48.59%）。抗 -HBc 流行率最高为农民（31.69%），最低为学生（12.99%）（表 15）。

5. 18～29 岁人群 HBV 血清学标志物文化程度分布　HBsAg 流行率最高的为初中文化人群（7.49%），其次为高中（中专）文化人群（5.13%）和小学文化人群（5.06%）。大学及以上人群抗 -HBs 流行率最高（64.06%），小学文化程度和文盲人群的抗 -HBs 流行率较低，分别为 42.11% 和 46.53%。抗 -HBc 流行率最高的为初中文化人群（32.85%），其次为文盲（32.29%）和小学文化人群（31.75%）（表 16）。

（四）HBsAg 阳性人群中 HBeAg 和抗 -HBe 分布

1～29 岁调查人群中 HBsAg 阳性者 517 例，其中 HBeAg 阳性者 212 例，样本 HBeAg 阳性率 41.01%；抗 -HBe 者 268 例，样本抗 -HBe 阳性率 51.84%。加权后 1～29 岁 HBsAg 阳性人群中 HBeAg 流行率和抗 -HBe 流行率分别为 39.62% 和 57.15%。

1. HBeAg 和抗 -HBe 流行率的地区分布　长江以北、长江以南地区 1～29 岁人群 HBeAg 流行率分别为 31.95% 和 41.86%，差异无统计学意义。长江以北、长江以南地区 1～29 岁人群抗 -HBe 流行率分别为 55.06% 和 57.76%，差异无统计学意义（表 17）。

东、中、西部地区 1～29 岁人群 HBeAg 流行率分别为 39.65%、32.66%、45.01%，差异均无统计学意义。东、中和西部地区 1～29 岁人群抗 -HBe 流行率分别为 60.19%、57.73%、54.36%，差异均无统计学意义（表 17）。

2. HBeAg 和抗 -HBe 流行率的城乡分布　城市地区 1～29 岁人群 HBeAg 流行率为 33.13%，农村地区为 42.18%，差异无统计学意义。城市地区 1～29 岁人群抗 -HBe 流行率为 65.54%，农村地区为 53.83%，差异无统计学意义（表 17）。

3. HBeAg 和抗 -HBe 流行率的人群分布　1～4 岁、5～14 岁、15～29 岁 HBsAg 阳性人群 HBeAg 流行率分别为 88.54%、56.80% 和 36.28%，3 个年龄组间 HBsAg 阳性人群的 HBeAg 流行率两两差异均有统计学意义，年龄越小，HBeAg 流行率越高（表 18）。

1～4 岁、5～14 岁、15～29 岁 HBsAg 阳性人群抗 -HBe 流行率分别为 10.61%、36.48% 和 60.91%，3 个年龄组间 HBsAg 阳性人群的抗 -HBe 流行率两两差异均有统计学意义，年龄越大，抗 -HBe 流行率越高（表 18）。

1～29 岁 HBsAg 阳性人群中男性、女性的 HBeAg 流行率分别为 45.31% 和 33.91%，差异无统计学意义。1～29 岁 HBsAg 阳性人群中男性、女性的抗 -HBe 流行率分别为 50.96% 和 63.36%，差异无统计学意义（表 18）。

（五）乙肝疫苗接种情况

本次调查 1～14 岁人群 22 419 人，其中有乙肝疫苗接种史 21 638 人，占 96.52%；无乙肝疫苗接种史的 308 人，占 1.37%；乙肝疫苗接种史不详的 473 人，占 2.11%。

1. 1～14 岁人群乙肝疫苗接种情况　1～14 岁人群乙肝疫苗接种率、≥3 针接种率和首针及时接种率分别为 94.63%、92.61% 和 75.82%。

1～4 岁人群乙肝疫苗接种率、≥3 针接种率和首针及时接种率分别为 99.49%、97.88% 和 89.64%，高于 5～14 岁人群乙肝疫苗接种率（92.42%）、≥3 针接种率（90.22%）和首针及时接种率（69.57%），差异有统计学意义（表 19、表 20）。

（1）乙肝疫苗接种率的地区分布

1）1～4 岁人群乙肝疫苗接种率的地区分布：长江以北、长江以南 1～4 岁人群乙肝疫苗接种率分别为 99.76%、99.26%，差异有统计学意义；东、中、西部地区 1～4 岁人群乙肝疫苗接种率分别为 99.74%、99.48%、99.26%，差异无统计学意义；城市和农村 1～4 岁人群乙肝疫苗接种率分别为 99.72%、99.35%，差异无统计学意义（表 20）。

长江以北、长江以南地区城市 1～4 岁人群乙肝疫苗接种率分别为 99.88% 和 99.58%，差异无统计学意义；长江以北、长江以南地区农村 1～4 岁人群乙肝疫苗接种率分别为 99.68% 和 99.06%，差异无统计学意义；长江以北、长江以南地区 1～4 岁城市和农村人群乙肝疫苗接种率差异均无统计学意义（表 20）。

东、中、西部地区城市 1～4 岁人群乙肝疫苗接种率分别为 99.80%、99.76% 和 99.56%，差异无统计学意义；东、中、西部地区农村 1～4 岁人群乙肝疫苗接种率分别为 99.69%、99.35% 和 99.07%，差异无统计学意义。东、中、西部地区城、乡 1～4 岁人群乙肝疫苗接种率差异均无统计学意义（表 20）。

2）5～14 岁人群乙肝疫苗接种率的地区分布：长江以北、长江以南地区 5～14 岁人群乙肝疫苗接种率分别为 94.69%、90.55%，差异有统计学意义；东、中、西部地区 5～14 岁人群乙肝疫苗接种率分别为 96.54%、94.21%、86.65%，东、中部地区 5～14 岁人群乙肝疫苗接种率高于西部地区，差异有统计学意义；城市和农村 5～14 岁人群乙肝疫苗接种率分别为 95.85%、90.43%，城市乙肝疫苗接种率高于农村，差异有统计学意义（表 20）。

长江以北、长江以南地区城市 5～14 岁人群乙肝疫苗接种率分别为 96.78% 和 95.09%，差异无统计学意义；长江以北、长江以南地区农村 5～14 岁人群乙肝疫苗接种率分别为 93.49% 和 87.85%，差异有统计学意义（表 20）。

东、中、西部地区 5～14 岁城市人群乙肝疫苗接种率分别为 98.54%、95.49%、93.36%，东部地区城市乙肝疫苗接种率高于西部地区城市，差异有统计学意义；东、中、西部地区农村 5～14 岁人群乙肝疫苗接种率分别为 94.93%、93.61%、82.85%，东、中部农村乙肝疫苗接种率高于西部地区农村，差异有统计学意义。东部和西部地区的城市 5～14 岁人群乙肝疫苗接种率高于农村，差异有统计学意义（表 20）。

（2）乙肝疫苗接种≥3 针接种率的地区分布

1）1～4 岁人群乙肝疫苗接种≥3 针接种率的地区分布：长江以北、长江以南 1～4 岁人群乙肝疫苗接种≥3 针接种率分别为 98.37%、97.46%，差异无统计学意义；东、中、西部地区 1～4 岁人群乙肝疫苗接种≥3 针接种率分别为 96.88%、93.49%、97.41%，中部地区乙肝疫苗接种≥3 针接种率低于东部和西部地区，差异有统计学意义；城市和农村 1～4 岁人群乙肝疫苗接种≥3 针接种率分别为 98.58%、97.44%，差异无统计学意义（表 21）。

长江以北、长江以南地区城市 1～4 岁人群乙肝疫苗接种≥3 针接种率分别为 98.56% 和 98.59%，差异无统计学意义；长江以北、长江以南地区农村 1～4 岁人群乙肝疫苗接种≥3 针接种率分别为 98.26% 和 96.73%，差异无统计学意义；长江以北地区 1～4 岁的城市和农村人群乙肝疫苗接种≥3 针接种率差异均无统计学意义，长江以南地区 1～4 岁的城市和农村人群乙肝疫苗接种≥3针接种率差异有统计学意义（表21）。

东、中、西部地区城市1～4岁人群乙肝疫苗接种≥3针接种率分别为98.66%、98.55%和98.51%，差异无统计学意义；东、中、西部地区农村1～4岁人群乙肝疫苗接种≥3针接种率分别为99.22%、96.99%和96.72%，东部农村乙肝疫苗接种≥3针接种率高于中部和西部地区农村，差异有统计学意义。东、中、西部地区城乡1～4岁人群乙肝疫苗接种≥3针接种率差异均无统计学意义（表21）。

2）5～14岁人群乙肝疫苗接种≥3针接种率的地区分布：长江以北、长江以南地区5～14岁人群乙肝疫苗接种≥3针接种率分别为92.82%、88.07%，长江以南地区乙肝疫苗接种≥3针接种率低于长江以北地区，差异有统计学意义；东、中、西部地区5～14岁人群乙肝疫苗接种≥3针接种率分别为95.95%、91.57%、85.39%，三个地区间乙肝疫苗接种≥3针接种率差异均有统计学意义；城市和农村5～14岁人群乙肝疫苗接种≥3针接种率分别为94.31%、87.84%，城市乙肝疫苗接种≥3针接种率高于农村，差异有统计学意义（表21）。

长江以北、长江以南地区城市5～14岁人群乙肝疫苗接种≥3针接种率分别为95.99%和92.94%，差异无统计学意义；长江以北、长江以南地区农村5～14岁人群乙肝疫苗接种≥3针接种率分别为91.00%和85.18%，差异有统计学意义；长江以北、以南地区5～14岁的城市乙肝疫苗接种≥3针接种率高于农村人群，差异有统计学意义（表21）。

东、中、西部地区城市5～14岁人群乙肝疫苗接种≥3针接种率分别为97.73%、93.54%和91.49%，东部地区城市乙肝疫苗接种≥3针接种率高于中、西部地区城市，差异有统计学意义；东、中、西部地区农村5～14岁人群乙肝疫苗接种≥3针接种率分别为94.51%、90.65%和79.12%，东、中部地区农村乙肝疫苗接种≥3针接种率高于西部地区农村，差异有统计学意义。西部地区城市5～14岁人群乙肝疫苗接种≥3针接种率均高于农村地区，差异有统计学意义（表21）。

（3）乙肝疫苗首针及时接种率地区分布

1）1～4岁人群乙肝疫苗首针及时接种率的地区分布：长江以北、长江以南地区1～4岁人群乙肝疫苗首针及时接种率分别为91.38%、88.17%，长江以北1～4岁人群乙肝疫苗首针及时接种率高于长江以南，差异有统计学意义；东、中、西部地区1～4岁人群乙肝疫苗首针及时接种率分别为91.74%、89.85%、87.39%，东部地区1～4岁人群乙肝疫苗首针及时接种率高于西部，差异有统计学意义，东、中部1～4岁人群乙肝疫苗首针及时接种率间差异无统计学意义；城市和农村1～4岁人群乙肝疫苗首针及时接种率分别为91.78%、88.29%，城市1～4岁人群乙肝疫苗首针及时接种率高于农村，差异有统计学意义（表22）。

长江以北、长江以南地区城市1～4岁人群乙肝疫苗首针及时接种率分别为91.13%和92.31%，差异无统计学意义；长江以北、长江以南地区农村1～4岁人群乙肝疫苗首针及时接种率分别为91.53%和85.50%，差异有统计学意义；长江以南地区1～4岁的城市和农村人群乙肝疫苗首针及时接种率差异有统计学意义，长江以北地区1～4岁的城市和农村人群乙肝疫苗首针及时接种率差异无统计学意义（表22）。

东、中、西部地区城市1～4岁人群乙肝疫苗首针及时接种率分别为91.83%、91.25%、92.35%，差异无统计学意义。东、中、西部地区农村1～4岁人群乙肝疫苗首针及时接种率分别为91.66%、89.17%、84.30%，东部地区城市1～4岁人群乙肝疫苗首针及时接种率高于西部地区，差异有统计学意义。东部和中部地区1～4岁人群乙肝疫苗首针及时接种率城乡差异无统计学意义，西部地区城市1~4岁人群乙肝疫苗首针及时接种率高于农村人群，差异有统计学意义（表22、图5）。

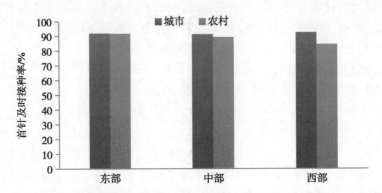

图5 东、中、西部地区1~4岁人群乙肝疫苗首针及时接种率的城乡分布

2）5~14岁人群乙肝首针及时接种率的地区分布：长江以北、长江以南5~14岁人群乙肝疫苗首针及时接种率分别为74.46%、65.51%，长江以北5~14岁人群乙肝疫苗首针及时接种率高于长江以南，差异有统计学意义；东、中、西部地区5~14岁人群乙肝疫苗首针及时接种率分别为80.41%、71.23%、58.13%，两两差异均有统计学意义；城市和农村5~14岁人群乙肝疫苗首针及时接种率分别为77.24%、65.10%，城市5~14岁人群乙肝疫苗首针及时接种率高于农村，差异有统计学意义（表22）。

长江以北、长江以南地区城市5~14岁人群乙肝疫苗首针及时接种率分别为79.60%和75.32%，差异无统计学意义；长江以北、长江以南地区农村5~14岁人群乙肝疫苗首针及时种率分别为71.51%和59.70%，差异有统计学意义；长江以南地区城市5~14岁人群乙肝疫苗首针及时接种率高于农村人群，差异有统计学意义，长江以北地区5~14岁首针及时接种率城乡差异无统计学意义（表22）。

东、中、西部地区城市5~14岁人群乙肝疫苗首针及时接种率分别为85.35%、74.91%、71.12%，东部地区城市5~14岁人群乙肝疫苗首针及时接种率高于中、西部地区城市，差异有统计学意义；东、中、西部地区农村5~14岁人群乙肝疫苗首针及时接种率分别为76.44%、69.49%、50.77%，东、中部农村5~14岁人群乙肝疫苗首针及时接种率高于西部农村，差异有统计学意义；东部和西部地区城市5~14岁人群乙肝疫苗首针及时接种率均高于农村，差异均有统计学意义，中部地区城市、农村5~14岁人群乙肝疫苗首针及时接种率间差异无统计学意义（表22）。

2. 15~29岁人群乙肝疫苗接种情况 15~29岁人群中有乙肝疫苗接种史者4503人，接种率为50.55%，年龄愈大，乙肝疫苗接种率愈低。

（1）长江以北、长江以南地区15~29岁人群乙肝疫苗接种情况：长江以北和长江以南地区15~29岁人群乙肝疫苗接种率分别为54.31%、47.79%，差异无统计学意义（表23）。

（2）城市和农村地区15~29岁人群乙肝疫苗接种情况：城市和农村地区15~29岁人群乙肝疫苗接种率分别为58.17%、44.02%，城市15~29岁人群乙肝疫苗接种率高于农村，差异有统计学意义（表23）。

（3）东、中、西部地区15~29岁人群乙肝疫苗接种：东部、中部、西部地区15~29岁调查人群乙肝疫苗接种率分别为 65.03%、47.79%、42.74%，中部与西部地区 15～29 岁人群乙肝疫苗接种率差异无统计学意义，东部 15～29 岁人群乙肝疫苗接种率高于中部、西部地区，差异有统计学意义（表 23）。

3. 1～14 岁人群出生地点与乙肝疫苗接种关系 调查 1～14 岁 22 419 人中，在医院出生的共 21 325 人，住院分娩率为 95.12%。其中在市级及以上医院出生的 7210 人，占 32.16%；县级医院出生的 10 239 人，占 45.67%；在乡镇卫生院出生的 3876 人，占 17.29%。此外，在家出生的 855 人，占 3.81%；其他地方出生的 239 人，占 1.07%。

在市级及以上医院出生的 7210 人中，乙肝疫苗首针及时接种率 83.28%；县级医院出生的 10 239 人中，乙肝疫苗首针及时接种率 83.21%；在乡镇卫生院出生的 3876 人，乙肝疫苗首针及时接种率 71.17%；在家出生的 855 人中，乙肝疫苗首针及时接种率 16.08%；其他地方出生的 239 人中，乙肝疫苗首针及时接种率 35.10%。在市级及以上医院出生儿童乙肝疫苗首针及时接种率与县级医院出生的儿童差异无统计学意义，在县级医院出生儿童乙肝疫苗首针及时接种率高于在乡镇医院出生的，在家出生儿童的乙肝疫苗首针及时接种率远远低于在乡镇卫生院及县级及以上医院出生儿童的乙肝疫苗首针及时接种率，差异均有统计学意义（表 24）。

（六）不同乙肝疫苗免疫史人群 HBV 血清学标志物比较

1. 1～4 岁不同乙肝疫苗免疫史人群的血清学标志物比较 1～4 岁人群中，有乙肝疫苗免疫史人群 HBsAg 流行率为 0.31%，明显低于无乙肝疫苗免疫史（9.28%），差异有统计学意义。1～4 岁人群中，首针乙肝疫苗及时接种者 HBsAg 流行率为 0.25%，未及时接种者和未接种者 HBsAg 流行率分别为 0.89% 和 9.28%，及时接种乙肝疫苗人群 HBsAg 流行率低于未及时接种和未接种人群，差异有统计学意义（表 25）。

2. 5～14 岁不同乙肝疫苗免疫史人群的血清学标志物比较 5～14 岁有免疫史人群 HBsAg 流行率为 0.67%，低于无乙肝疫苗免疫史（3.94%）和免疫史不详人群（4.37%），差异有统计学意义。5～14 岁人群中，首针乙肝疫苗及时接种者 HBsAg 流行率为 0.50%，未及时接种者和未接种者 HBsAg 流行率分别为 1.18% 和 3.94%，及时接种乙肝疫苗人群 HBsAg 流行率低于未接种人群，差异有统计学意义（表 25）。

3. 15～29 岁不同乙肝疫苗免疫史人群的血清学标志物比较 15～29 岁人群中，有乙肝疫苗免疫史者 HBsAg 流行率为 2.96%，低于无乙肝疫苗免疫史者（8.65%）和免疫史不详者（5.02%），差异有统计学意义。有乙肝疫苗免疫史者抗 -HBs 流行率为 63.88%，明显高于无乙肝疫苗免疫史（44.59%）和免疫史不详人群（51.37%），差异有统计学意义（表 26）。

4. 母亲 HBsAg 不同状态的儿童乙肝疫苗接种与 HBsAg 流行率 母亲 HBsAg 不详的 1～14 岁儿童乙肝疫苗接种率、≥3 针接种率、首针及时接种率均低于母亲 HBsAg 阳性儿童和母亲 HBsAg 阴性儿童，差异有统计学意义（表 27）。

母亲 HBsAg 阴性、阳性和不详的 1～14 岁人群的 HBsAg 流行率分别为 0.38%、2.92%、1.14%，母亲 HBsAg 阳性儿童 HBsAg 流行率高于母亲 HBsAg 阴性儿童 HBsAg 流行率，差异有统计学意义（表 28）。

HBsAg 阳性母亲所生 1～14 岁儿童中，首针乙肝疫苗及时接种和未及时接种儿童 HBsAg 流行率分别为 1.92% 和 6.30%；接种乙肝疫苗的儿童 HBsAg 流行率低于未接种乙肝疫苗的儿童（80.82%），差异有统计学意义（表29）。

HBsAg 不详母亲所生 1~14 岁儿童中，接种乙肝疫苗的儿童 HBsAg 流行率为 0.51%，未接种乙肝疫苗的儿童 HBsAg 流行率为 5.01%，未接种乙肝疫苗的儿童 HBsAg 流行率高于接种乙肝疫苗儿童 HBsAg 流行率，差异有统计学意义（表29）。

HBsAg 阴性母亲所生 1~14 岁儿童中，接种乙肝疫苗和未接种乙肝疫苗儿童 HBsAg 流行率均无统计学意义（表29）。

5. 1~14 岁儿童出生地点与 HBsAg 流行率的关系　1~14 岁人群中，在市级及以上医院出生的 7210 人，HBsAg 流行率为 0.52%；在县级医院出生的 10 239 人，HBsAg 流行率为 0.57%；在乡级医院出生的 3876 人，HBsAg 流行率为 0.69%；在家出生的 855 人，HBsAg 流行率为 3.74%。在乡级及以上医院出生的儿童 HBsAg 流行率低于在家出生的儿童 HBsAg 流行率，差异均有统计学意义（表30）。

（七）不同免疫策略时期出生儿童 HBV 血清学标志物分布

1~29 岁人群中，1992 年以前出生人群 HBsAg 流行率为 5.22%，1992—2001 年（乙肝疫苗计划免疫管理时期）出生人群 HBsAg 流行率为 2.94%，2002—2007 年（乙肝疫苗纳入儿童计划免疫时期）出生人群 HBsAg 流行率为 0.96%，2008—2013 年（扩大免疫规划时期）出生人群 HBsAg 流行率为 0.37%，各组之间 HBsAg 流行率差异均有统计学意义（表31、图6）。

1992 年以前（乙肝疫苗纳入免疫规划管理前）出生人群抗 -HBs 流行率为 56.15%，1992—2001 年（乙肝疫苗计划免疫管理时期）出生人群抗 -HBs 流行率为 58.80%，差异无统计学意义；2002—2007 年（乙肝疫苗纳入儿童计划免疫时期）出生人群抗 -HBs 流行率为 50.11%，2008—2013 年（扩大免疫规划时期）出生人群抗 -HBs 流行率为 65.21%，差异有统计学意义（表31）。

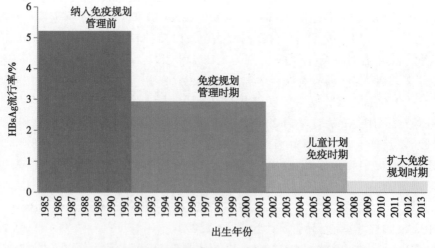

图6　不同免疫策略时期出生儿童 HBsAg 流行率分布

（八）历次乙肝血清流行病学调查结果比较

与 1992 年、2006 年全国乙肝血清流行病学数据相比，1~4 岁、5~9 岁、10~14 岁、

15～19 岁、20～24 岁、25～29 岁人群 HBsAg 流行率均低于 2006 年调查结果（表 32、图 7）；
1～4 岁、5～9 岁、10～14 岁人群抗 -HBs 流行率与 2006 年调查结果无显著差异，15～19 岁、
20～24 岁、25～29 岁人群抗 -HBs 流行率高于 2006 年调查结果（表 32、图 8）；1～4 岁、5～9
岁、10～14 岁、15～19 岁、20～24 岁、25～29 岁人群抗 -HBc 流行率低于 1992 年和 2006 年
调查结果（表 32、图 9）。

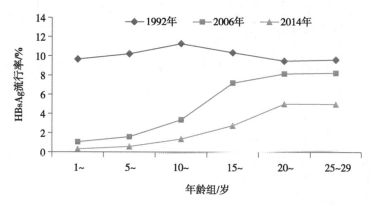

图 7　1992 年、2006 年和 2014 年 1～29 岁人群 HBsAg 流行率比较

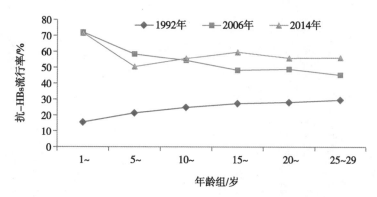

图 8　1992 年、2006 年和 2014 年 1～29 岁人群抗 -HBs 流行率比较

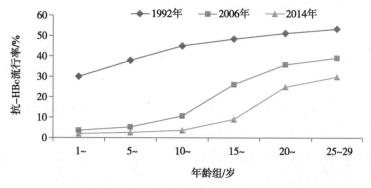

图 9　1992 年、2006 年和 2014 年 1～29 岁人群抗 -HBc 流行率比较

表3 1~29岁人群HBV血清学标志物的地区及城乡分布

地区	城乡	HBsAg				抗-HBs			抗-HBc		
		调查人数	阳性人数	流行率/%	95%CI	阳性人数	流行率/%	95%CI	阳性人数	流行率/%	95%CI
长江以北	城市	7780	56	0.91	0.67~1.23	4967	62.54	59.85~65.23	486	9.99	8.73~11.41
	农村	7809	87	1.68	1.09~2.57	4546	56.14	52.51~59.76	518	10.20	8.72~11.89
	小计	15 589	143	1.36	0.99~1.88	9513	58.76	56.36~61.16	1004	10.11	9.08~11.25
长江以南	城市	7959	127	2.44	2.03~2.94	5169	59.61	56.07~63.15	709	14.64	12.85~16.63
	农村	8165	247	4.55	3.63~5.68	4738	55.10	53.19~57.01	854	15.76	13.77~17.98
	小计	16 124	374	3.65	3.09~4.30	9907	57.03	55.26~58.80	1563	15.28	13.89~16.78
东部	城市	5210	50	1.69	1.23~2.31	3369	61.36	56.59~66.13	319	11.85	10.27~13.63
	农村	5214	87	3.20	2.54~4.03	3204	56.84	53.97~59.71	352	12.57	9.76~16.06
	小计	10 424	137	2.44	2.04~2.91	6573	59.11	56.45~61.77	671	12.21	10.55~14.09
中部	城市	5173	67	1.91	1.40~2.58	3343	61.64	58.41~64.88	462	13.04	10.69~15.82
	农村	5189	98	2.34	1.43~3.81	3122	57.18	53.31~61.04	411	11.56	9.68~13.74
	小计	10 362	165	2.18	1.54~3.09	6465	58.81	56.10~61.51	873	12.10	10.60~13.78
西部	城市	5356	66	1.77	1.41~2.23	3424	59.32	55.53~63.11	414	13.30	11.04~15.93
	农村	5571	149	4.51	3.43~5.90	2958	52.36	50.04~54.68	609	16.12	14.18~18.27
	小计	10 927	215	3.42	2.75~4.26	6382	55.13	53.18~57.07	1023	15.00	13.54~16.58
城市		15 739	183	1.78	1.50~2.11	10 136	60.86	58.46~63.27	1195	12.65	11.43~13.98
农村		15 974	334	3.27	2.68~3.98	9284	55.56	53.63~57.50	1372	13.28	11.97~14.71
合计		31 713	517	2.64	2.28~3.06	19 420	57.79	56.33~59.25	2567	13.01	12.09~14.00

表4 1～29岁人群HBV血清学标志物在不同区域的分布

地区	调查人数	HBsAg			抗-HBs			抗-HBc		
		阳性人数	流行率/%	95%CI	阳性人数	流行率/%	95%CI	阳性人数	流行率/%	95%CI
华北	3992	22	1.25	0.60~2.57	2273	49.44	46.52~52.36	188	7.12	5.71~8.83
东北	3335	27	0.81	0.45~1.47	2148	62.06	58.68~65.43	183	6.49	4.44~9.39
华东	9186	147	2.61	2.15~3.17	5686	57.20	54.66~59.74	745	13.82	12.11~15.72
中南	6402	125	3.70	2.79~4.88	4217	62.54	59.51~65.56	588	15.28	13.43~17.34
西南	4697	131	2.44	1.79~3.32	2694	54.38	51.61~57.15	525	13.59	10.97~16.71
西北	4101	65	2.46	1.44~4.18	2402	56.65	52.01~61.30	338	13.43	11.75~15.29
合计	31713	517	2.64	2.28~3.06	19420	57.79	56.33~59.25	2567	13.01	12.09~14.00

表5 1～29岁人群HBV血清学标志物流行率的年龄别分布

年龄组/岁	调查人数	HBsAg			抗-HBs			抗-HBc		
		阳性人数	流行率/%	95%CI	阳性人数	流行率/%	95%CI	阳性人数	流行率/%	95%CI
1～4	12681	48	0.32	0.22~0.46	9168	71.63	70.08~73.18	273	1.95	1.39~2.72
5～14	9738	94	0.94	0.66~1.34	5114	52.88	50.74~55.01	315	3.03	2.49~3.68
15～29	9294	375	4.38	3.79~5.07	5138	56.94	54.85~59.03	1979	22.47	20.97~24.06
合计	31713	517	2.64	2.28~3.06	19420	57.79	56.33~59.25	2567	13.01	12.09~14.00

表 6 HBV 血清学标志物流行率的年龄别变化趋势

年龄组/岁	调查人数	HBsAg			抗-HBs			抗-HBc		
		阳性人数	流行率/%	95%CI	阳性人数	流行率/%	95%CI	阳性人数	流行率/%	95%CI
1~	12 681	48	0.32	0.22~0.46	9168	71.63	70.08~73.18	273	1.95	1.39~2.72
5~	5443	41	0.57	0.37~0.89	2762	50.45	47.93~52.98	139	2.52	1.96~3.22
10~	4295	53	1.35	0.85~2.13	2352	55.60	52.63~58.57	176	3.60	2.80~4.63
15~	2618	51	2.76	1.84~4.11	1551	59.66	56.49~62.84	231	8.99	7.43~10.85
20~	2820	129	5.00	3.95~6.30	1520	55.81	52.62~59.00	628	24.91	22.24~27.79
25~29	3856	195	4.98	3.87~6.38	2067	56.03	53.10~58.96	1120	29.86	27.56~32.16
合计	31713	517	2.64	2.28~3.06	19420	57.79	56.33~59.25	2567	13.01	12.09~14.00

表 7 1~14 岁人群 HBV 血清学标志物的年龄分布

年龄/岁	调查人数	HBsAg			抗-HBs			抗-HBc		
		阳性人数	流行率/%	95%CI	阳性人数	流行率/%	95%CI	阳性人数	流行率/%	95%CI
1	2655	3	0.1	0.03~0.31	2364	88.68	86.60~90.47	50	1.59	1.03~2.44
2	3250	17	0.47	0.25~0.87	2474	73.38	70.64~76.11	74	1.74	1.18~2.55
3	3388	11	0.21	0.10~0.45	2286	67.31	64.28~70.34	72	2.55	1.18~5.40
4	3388	17	0.46	0.24~0.88	2044	61.04	58.53~63.54	77	1.83	1.28~2.61
小计	12 681	48	0.32	0.22~0.46	9168	71.63	70.08~73.18	273	1.95	1.39~2.72
5	1245	5	0.21	0.07~0.65	684	54.96	49.66~60.25	22	1.22	0.71~2.09
6	1135	8	0.8	0.26~2.42	572	50.03	45.90~54.17	21	1.68	0.86~3.26
7	1090	8	0.73	0.33~1.62	569	48.73	44.06~53.39	35	4.13	2.55~6.64
8	967	7	0.51	0.20~1.29	452	47.18	42.05~52.31	27	2.72	1.17~6.21
9	1006	13	0.68	0.33~1.41	485	50.05	45.10~54.99	34	3.13	1.95~5.01
10	978	9	0.92	0.34~2.46	485	46.89	41.92~51.86	30	3.09	1.89~4.99
11	895	9	1.58	0.54~4.51	452	53.67	48.99~58.36	31	3.65	2.06~6.37
12	816	11	1.36	0.67~2.73	450	54.36	48.89~59.82	34	3.46	2.10~5.66
13	839	12	1.77	0.75~4.08	502	62.01	56.12~67.91	43	4.67	3.11~6.97
14	767	12	1.12	0.52~2.38	463	62.31	55.53~69.08	38	3.08	2.07~4.55
小计	9738	94	0.94	0.66~1.34	5114	52.88	50.74~55.01	315	3.03	2.49~3.68
合计	22 419	142	0.75	0.55~1.02	14 282	58.72	57.15~60.28	588	2.69	2.21~3.27

表8 不同年龄组人群 HBsAg 流行率在长江以南、长江以北地区的城乡分布

地区	城乡	1~4 岁				5~14 岁				15~29 岁			
		调查人数	阳性人数	流行率/%	95%CI	调查人数	阳性人数	流行率/%	95%CI	调查人数	阳性人数	流行率/%	95%CI
长江以北	城市	3152	4	0.09	0.03~0.31	2338	10	0.63	0.33~1.21	2290	42	1.27	0.85~1.90
	农村	3178	5	0.09	0.03~0.28	2445	20	0.92	0.38~2.05	2270	64	2.85	1.86~4.34
	小计	6330	9	0.09	0.04~0.21	4699	28	0.79	0.42~1.49	4560	106	2.14	1.54~2.96
长江以南	城市	3166	13	0.34	0.16~0.71	2445	20	0.92	0.56~1.52	2348	94	3.63	2.89~4.55
	农村	3185	26	0.62	0.39~1.00	2594	46	1.15	0.66~1.98	2386	175	8.16	6.60~10.04
	小计	6351	39	0.51	0.34~0.77	5039	66	1.06	0.71~1.60	4734	269	6.03	5.10~7.12
东部	城市	2114	4	0.16	0.06~0.45	1571	4	0.16	0.05~0.52	1525	42	2.59	1.90~3.51
	农村	2127	8	0.56	0.25~1.27	1558	5	0.24	0.09~0.65	1529	74	5.52	4.34~7.01
	小计	4241	12	0.37	0.19~0.74	3129	9	0.21	0.09~0.45	3054	116	3.95	3.31~4.72
中部	城市	2107	7	0.35	0.13~0.93	1544	15	1.45	0.91~2.31	1522	45	2.61	1.63~4.15
	农村	2110	6	0.16	0.06~0.44	1573	10	0.72	0.32~1.61	1506	82	4.62	2.82~7.50
	小计	4217	13	0.22	0.11~0.43	3117	25	0.95	0.59~1.54	3028	127	3.79	2.60~5.52
西部	城市	2097	6	0.16	0.05~0.52	1668	11	0.74	0.33~1.64	1591	49	2.81	2.03~3.87
	农村	2126	17	0.56	0.30~1.06	1824	49	2.03	1.09~3.73	1621	83	7.68	6.01~9.77
	小计	4223	23	0.41	0.23~0.72	3492	60	1.56	0.92~2.65	3212	132	5.60	4.58~6.84
合计	城市	6318	17	0.23	0.12~0.44	4783	30	0.79	0.53~1.18	4638	136	2.65	2.16~3.26
	农村	6363	31	0.38	0.24~0.59	4955	64	1.03	0.64~1.65	4656	239	5.86	4.85~7.07
	小计	12 681	48	0.32	0.22~0.46	9738	94	0.94	0.66~1.34	9294	375	4.38	3.79~5.07

表9 1～29岁不同年龄别人群 HBV 血清学标志物的地区分布

地区	年龄组/岁	调查人数	HBsAg			抗-HBs			抗-HBc		
			阳性人数	流行率/%	95%CI	阳性人数	流行率/%	95%CI	阳性人数	流行率/%	95%CI
长江以北	1～4	6330	9	0.09	0.04～0.21	4492	70.33	67.97～72.70	130	1.91	1.05～3.46
	5～14	4699	28	0.79	0.42～1.49	2502	55.10	51.31～58.90	125	2.86	2.07～3.96
	15～29	4560	106	2.14	1.54～2.96	2519	57.66	54.64～60.68	749	17.54	15.77～19.45
	小计	15 589	143	1.36	0.99～1.88	9513	58.76	56.36～61.16	1004	10.11	9.08～11.25
长江以南	1～4	6351	39	0.51	0.34～0.77	4676	72.72	70.68～74.76	143	1.98	1.38～2.82
	5～14	5039	66	1.06	0.71～1.60	2612	51.02	48.81～53.24	190	3.16	2.49～4.02
	15～29	4734	269	6.03	5.10～7.12	2619	56.41	53.56～59.26	1230	26.11	23.77～28.45
	小计	16 124	374	3.65	3.09～4.30	9907	57.03	55.26～58.80	1563	15.28	13.89～16.78
城市	1～4	6318	17	0.23	0.12～0.44	4758	76.80	74.84～78.65	161	2.76	1.64～4.60
	5～14	4783	30	0.79	0.53～1.18	2686	57.34	54.07～60.61	148	3.73	2.77～5.01
	15～29	4638	136	2.65	2.16～3.26	2692	58.82	55.44～62.20	886	19.51	17.61～21.57
	小计	15 739	183	1.78	1.50～2.11	10 136	60.86	58.46～63.27	1195	12.65	11.43～13.98
农村	1～4	6363	31	0.38	0.24～0.59	4410	68.36	66.24～70.47	112	1.43	0.98～2.08
	5～14	4955	64	1.03	0.64～1.65	2428	50.27	47.44～53.10	167	2.62	2.03～3.37
	15～29	4656	239	5.86	4.85～7.07	2446	55.33	52.62～58.04	1093	25.01	22.77～27.26
	小计	15 974	334	3.27	2.68～3.98	9284	55.56	53.63～57.50	1372	13.28	11.97～14.71
东部	1～4	4241	12	0.37	0.19～0.74	3173	75.71	72.93～78.30	60	1.23	0.81～1.87
	5～14	3129	9	0.21	0.09～0.45	1657	53.70	50.53～56.88	56	1.81	1.30～2.53
	15～29	3054	116	3.95	3.31～4.72	1743	58.10	54.20～62.00	555	19.54	17.05～22.30
	小计	10 424	137	2.44	2.04～2.91	6573	59.11	56.45～61.77	671	12.21	10.55～14.09
中部	1～4	4217	13	0.22	0.11～0.43	3058	70.74	68.28～73.20	105	2.25	1.23～4.05
	5～14	3117	25	0.95	0.59～1.54	1679	54.36	50.37～58.36	85	2.73	1.84～4.04
	15～29	3028	127	3.79	2.60～5.52	1728	57.88	54.17～61.58	683	22.57	20.14～25.21
	小计	10 362	165	2.18	1.54～3.09	6465	58.81	56.10～61.51	873	12.10	10.60～13.78
西部	1～4	4223	23	0.41	0.23～0.72	2937	69.05	66.24～71.87	108	2.19	1.42～3.38
	5～14	3492	60	1.56	0.92～2.65	1778	50.31	46.95～53.68	174	4.45	3.45～5.72
	15～29	3212	132	5.60	4.58～6.84	1667	54.40	51.46～57.34	741	26.07	23.46～28.69
	小计	10 927	215	3.42	2.75～4.26	6382	55.13	53.18～57.07	1023	15.00	13.54～16.58
合计		31 713	517	2.64	2.28～3.06	19 420	57.79	56.33～59.25	2567	13.01	12.09～14.00

表10 不同年龄组人群抗-HBs流行率在长江以南、长江以北地区的城乡分布

地区	城乡	1~4岁				5~14岁				15~29岁			
		调查人数	阳性人数	流行率/%	95%CI	调查人数	阳性人数	流行率/%	95%CI	调查人数	阳性人数	流行率/%	95%CI
长江以北	城市	3152	2349	76.22	72.95~79.20	2338	1295	59.76	54.58~64.94	2290	1323	60.48	56.82~64.13
	农村	3178	2143	66.71	63.48~69.93	2445	1207	52.44	51.39~59.36	2270	1196	55.35	52.65~62.67
	小计	6330	4492	70.33	67.97~72.70	4699	2502	55.10	51.31~58.90	4560	2519	57.66	54.64~60.68
长江以南	城市	3166	2409	77.28	74.89~79.50	2445	1391	55.37	51.39~59.36	2348	1369	57.66	52.65~62.67
	农村	3185	2267	69.78	66.95~72.61	2594	1221	48.45	45.72~51.18	2386	1250	55.31	52.10~58.52
	小计	6351	4676	72.72	70.68~74.76	5039	2612	51.02	48.81~53.24	4734	2619	56.41	53.56~59.26
东部	城市	2114	1618	77.53	73.60~81.02	1571	861	56.47	51.31~61.64	1525	890	60.16	53.41~66.91
	农村	2127	1555	74.04	70.29~77.79	1558	796	51.48	47.52~55.43	1529	853	55.73	51.86~59.60
	小计	4241	3173	75.71	72.93~78.30	3129	1657	53.70	50.53~56.88	3054	1743	58.10	54.20~62.00
中部	城市	2107	1544	74.47	71.74~77.19	1544	877	59.16	53.37~64.94	1522	922	59.45	54.92~63.97
	农村	2110	1514	68.92	65.55~72.28	1573	802	52.11	46.84~57.37	1506	806	56.78	51.32~62.25
	小计	4217	3058	70.74	68.28~73.20	3117	1679	54.36	50.37~58.36	3028	1728	57.88	54.17~61.58
西部	城市	2097	1596	78.76	75.42~81.75	1668	948	56.27	50.24~62.30	1591	880	56.01	51.69~60.33
	农村	2126	1341	63.02	59.44~66.61	1824	830	46.94	42.77~51.12	1621	787	53.20	49.08~57.32
	小计	4223	2937	69.05	66.24~71.87	3492	1778	50.31	46.95~53.68	3212	1667	54.40	51.46~57.34
合计	城市	6318	4758	76.80	74.84~78.65	4783	2686	57.34	54.07~60.61	4638	2692	58.82	55.44~62.20
	农村	6363	4410	68.36	66.24~70.47	4955	2428	50.27	47.44~53.10	4656	2446	55.33	52.62~58.04
	小计	12681	9168	71.63	70.08~73.18	9738	5114	52.88	50.74~55.01	9294	5138	56.94	54.85~59.03

表11 不同年龄组人群抗-HBc流行率在长江以南、长江以北地区的城乡分布

地区	城乡	1~4岁				5~14岁				15~29岁			
		调查人数	阳性人数	流行率/%	95%CI	调查人数	阳性人数	流行率/%	95%CI	调查人数	阳性人数	流行率/%	95%CI
长江以北	城市	3152	83	3.58	1.65~7.60	2338	68	3.92	2.48~6.15	2290	335	14.98	12.65~17.67
	农村	3178	47	0.88	0.51~1.49	2445	57	2.26	1.46~3.50	2270	414	19.63	17.15~22.37
	小计	6330	130	1.91	1.05~3.46	4699	125	2.86	2.07~3.96	4560	749	17.54	15.77~19.45
长江以南	城市	3166	78	2.08	1.20~3.60	2445	80	3.57	2.43~5.21	2348	551	22.70	19.88~25.79
	农村	3185	65	1.91	1.19~3.04	2594	110	2.92	2.15~3.96	2386	679	29.12	25.83~32.42
	小计	6351	143	1.98	1.38~2.82	5039	190	3.16	2.49~4.02	4734	1230	26.11	23.77~28.45
东部	城市	2114	33	1.12	0.65~1.92	1571	34	2.37	1.48~3.77	1525	252	17.69	15.64~19.96
	农村	2127	27	1.34	0.74~2.42	1558	22	1.37	0.90~2.08	1529	303	21.66	17.15~26.97
	小计	4241	60	1.23	0.81~1.87	3129	56	1.81	1.30~2.53	3054	555	19.54	17.05~22.30
中部	城市	2107	82	5.23	2.58~10.30	1544	60	5.52	3.38~8.89	1522	320	19.61	16.02~23.79
	农村	2110	23	0.78	0.43~1.42	1573	25	1.42	0.81~2.46	1506	363	24.64	21.49~28.10
	小计	4217	105	2.25	1.23~4.05	3117	85	2.73	1.84~4.04	3028	683	22.57	20.14~25.21
西部	城市	2097	46	1.71	1.02~2.86	1668	54	3.22	2.15~4.79	1591	314	22.28	18.25~26.90
	农村	2126	62	2.49	1.40~4.40	1824	120	5.15	3.76~7.00	1621	427	28.89	25.54~32.24
	小计	4223	108	2.19	1.42~3.38	3492	174	4.45	3.45~5.72	3212	741	26.07	23.46~28.69
合计	城市	6318	161	2.76	1.64~4.60	4783	148	3.73	2.77~5.01	4638	886	19.51	17.61~21.57
	农村	6363	112	1.43	0.98~2.08	4955	167	2.62	2.03~3.37	4656	1093	25.01	22.77~27.26
	小计	12681	273	1.95	1.39~2.72	9738	315	3.03	2.49~3.68	9294	1979	22.47	20.97~24.06

表12 1～29岁不同年龄别人群 HBV 血清学标志物的性别分布

年龄组/岁	性别	调查人数	HBsAg			抗-HBs			抗-HBc		
			阳性人数	流行率/%	95%CI	阳性人数	流行率/%	95%CI	阳性人数	流行率/%	95%CI
1～4	男性	6735	27	0.35	0.21～0.60	4814	70.61	69.09～72.13	133	1.76	1.22～2.52
	女性	5946	21	0.28	0.17～0.46	4354	72.83	70.60～75.06	140	2.17	1.47～3.20
	小计	12 681	48	0.32	0.22～0.46	9168	71.63	70.08～73.18	273	1.95	1.39～2.72
5～14	男性	5026	47	0.84	0.50～1.43	2658	52.99	50.27～55.71	161	2.75	2.12～3.56
	女性	4712	47	1.05	0.68～1.61	2456	52.74	50.38～55.10	154	3.34	2.51～4.44
	小计	9738	94	0.94	0.66～1.34	5114	52.88	50.74～55.01	315	3.03	2.49～3.68
15～29	男性	4053	177	4.83	3.79～6.15	2225	56.94	54.16～59.72	813	21.54	19.20～24.08
	女性	5241	198	4.01	2.95～5.42	2913	56.94	54.63～59.26	1166	23.26	21.40～25.22
	小计	9294	375	4.38	3.79～5.07	5138	56.94	54.85～59.03	1979	22.47	20.97～24.06
合计	男性	15 814	251	2.68	2.19～3.29	9697	57.77	55.96～59.58	1107	11.63	10.40～12.99
	女性	15 899	266	2.60	1.98～3.42	9723	57.81	56.13～59.49	1460	14.36	13.06～15.76
	小计	31 713	517	2.64	2.28～3.06	19 420	57.79	56.33～59.25	2567	13.01	12.09～14.00

表13 1~29岁不同地区人群 HBV 血清学标志物的性别分布

地区	性别	调查人数	HBsAg			抗-HBs			抗-HBc		
			阳性人数	流行率/%	95%CI	阳性人数	流行率/%	95%CI	阳性人数	流行率/%	95%CI
长江以北	男	7674	74	1.44	0.94~2.20	4663	59.14	55.90~62.38	421	9.09	7.71~10.68
	女	7915	69	1.29	0.91~1.83	4850	58.41	55.83~60.99	583	11.07	9.61~12.73
	小计	15 589	143	1.36	0.99~1.88	9513	58.76	56.36~61.16	1004	10.11	9.08~11.25
长江以南	男	8140	177	3.63	2.88~4.55	5034	56.73	54.74~58.73	686	13.56	11.72~15.63
	女	7984	197	3.66	2.64~5.07	4873	57.33	55.14~59.51	877	17.01	15.17~19.02
	小计	16 124	374	3.65	3.09~4.30	9907	57.03	55.26~58.80	1563	15.28	13.89~16.78
东部	男	5344	63	2.45	1.95~3.06	3389	59.67	57.18~62.16	288	10.27	8.30~12.64
	女	5080	74	2.44	1.93~3.07	3184	58.57	55.26~61.88	383	14.08	11.69~16.85
	小计	10 424	137	2.44	2.04~2.91	6573	59.11	56.45~61.77	671	12.21	10.55~14.09
中部	男	5124	80	2.20	1.47~3.29	3165	58.68	54.87~62.49	353	10.53	8.83~12.50
	女	5238	85	2.16	1.50~3.10	3300	58.94	56.12~61.76	520	13.64	11.65~15.92
	小计	10 362	165	2.18	1.54~3.09	6465	58.81	56.10~61.51	873	12.10	10.60~13.78
西部	男	5346	108	3.53	2.46~5.03	3143	54.62	52.29~56.96	466	14.45	11.98~17.33
	女	5581	107	3.33	1.81~6.03	3239	55.61	53.12~58.11	557	15.53	13.40~17.93
	小计	10 927	215	3.42	2.75~4.26	6382	55.13	53.18~57.07	1023	15.00	13.54~16.58
合计	男	15 814	251	2.68	2.19~3.29	9697	57.77	55.96~59.58	1107	11.63	10.40~12.99
	女	15 899	266	2.60	1.98~3.42	9723	57.81	56.13~59.49	1460	14.36	13.06~15.76
	小计	31 713	517	2.64	2.28~3.06	19 420	57.79	56.33~59.25	2567	13.01	12.09~14.00

表14 1~29岁人群HBV血清学标志物在不同民族人群的分布

民族	调查人数	HBsAg 阳性人数	HBsAg 流行率/%	HBsAg 95%CI	抗-HBs 阳性人数	抗-HBs 流行率/%	抗-HBs 95%CI	抗-HBc 阳性人数	抗-HBc 流行率/%	抗-HBc 95%CI
汉族	26 781	380	2.65	2.27~3.10	16 719	58.40	56.82~59.97	2025	12.98	11.99~14.04
蒙古族	373	3	0.35	0.07~1.69	233	57.50	52.83~62.16	19	5.66	2.41~12.71
藏族	1427	68	2.62	1.35~5.05	726	51.19	42.86~59.52	240	18.17	13.90~23.39
维吾尔族	557	21	6.00	1.69~19.15	251	42.58	25.91~59.24	54	18.17	14.83~22.08
壮族	283	5	1.99	0.89~4.37	179	52.82	38.99~66.66	31	10.97	6.51~17.90
回族	484	4	1.45	0.53~3.90	284	57.81	49.74~65.87	26	9.08	6.27~12.99
其他少数民族	1808	36	2.22	1.28~3.83	1028	52.53	48.27~56.79	172	14.24	10.26~19.44
合计	31 713	517	2.64	2.28~3.06	19 420	57.79	56.33~59.25	2567	13.01	12.09~14.00

表15 18~29岁人群HBV血清学标志物在不同职业的分布

职业	调查人数	HBsAg 阳性人数	HBsAg 流行率/%	HBsAg 95%CI	抗-HBs 阳性人数	抗-HBs 流行率/%	抗-HBs 95%CI	抗-HBc 阳性人数	抗-HBc 流行率/%	抗-HBc 95%CI
农民	2575	133	6.27	4.70~8.32	1170	48.59	44.70~52.49	729	31.69	28.59~34.79
工人	949	56	5.15	3.79~6.97	534	59.92	55.33~64.51	240	26.42	21.41~31.43
干部/职员	912	24	2.70	1.44~4.98	574	64.54	58.98~70.09	168	19.39	15.48~24.00
学生	725	19	4.58	1.76~11.42	443	57.95	52.28~63.63	96	12.99	8.79~18.78
教师	183	7	4.67	2.15~9.85	110	61.39	50.12~72.65	47	24.65	17.05~34.22
医护人员	379	12	2.14	1.09~4.15	269	71.44	64.43~78.45	90	22.74	16.69~30.20
公共场所服务人员	603	34	4.92	3.16~7.58	347	59.97	55.61~64.33	150	28.14	22.15~34.14
其他	1120	67	5.40	3.51~8.22	632	51.83	47.79~55.85	328	25.41	19.68~31.14
合计	7526	352	5.00	4.22~5.92	4079	56.12	53.89~58.35	1848	25.76	23.89~27.63

表 16 18~29 岁人群 HBV 血清学标志物在不同文化程度人群的分布

文化程度	调查人数	HBsAg			抗-HBs			抗-HBc		
		阳性人数	流行率/%	95%CI	阳性人数	流行率/%	95%CI	阳性人数	流行率/%	95%CI
文盲	115	9	1.57	0.39~6.08	45	46.53	29.99~63.08	38	32.29	14.89~49.69
小学	408	25	5.06	2.73~9.19	156	42.11	35.25~48.98	114	31.75	22.79~40.70
初中	2596	163	7.49	6.25~8.95	1207	48.60	45.87~51.33	783	32.85	30.01~35.69
高中(中专)	2364	107	5.13	3.43~7.60	1353	59.11	56.12~62.09	538	25.52	22.44~28.60
大学及以上	2043	48	1.85	1.27~2.69	1318	64.06	58.92~69.20	375	16.30	12.99~20.26
合计	7526	352	5.00	4.22~5.92	4079	56.12	53.89~58.35	1848	25.76	23.89~27.63

表 17 1~29 岁 HBsAg 阳性人群 HBeAg 和抗-HBe 流行率的地区及城乡分布

地区	检测人数	HBeAg			抗-HBe		
		阳性人数	流行率/%	95%CI	阳性人数	流行率/%	95%CI
长江以北	143	47	31.95	24.04~39.86	89	55.06	47.96~62.15
长江以南	374	165	41.86	35.93~47.79	179	57.76	51.82~63.70
东部	137	61	39.65	27.09~52.21	75	60.19	47.63~72.75
中部	165	63	32.66	26.06~39.26	95	57.73	51.48~63.99
西部	215	88	45.01	38.52~51.50	98	54.36	47.81~60.91
城市	183	70	33.13	26.97~39.29	108	65.54	59.05~72.04
农村	334	142	42.18	35.87~48.50	160	53.83	47.43~60.24
合计	517	212	39.62	34.80~44.44	268	57.15	52.26~62.04

表18　1～29岁HBsAg阳性人群HBeAg和抗-HBe流行率年龄、性别分布

变量	检测人数	HBeAg			抗-HBe		
		阳性人数	流行率/%	95%CI	阳性人数	流行率/%	95%CI
年龄组/岁							
1～4	48	37	88.54	75.65～95.05	8	10.61	4.30～23.87
5～14	94	51	56.80	45.03～68.58	28	36.48	24.95～48.01
15～29	375	124	36.28	29.93～42.62	232	60.91	54.53～67.30
性别							
男	251	109	45.31	37.03～53.59	124	50.96	43.00～58.93
女	266	103	33.91	26.31～41.52	144	63.36	56.09～70.62
合计	517	212	39.62	34.80～44.44	268	57.15	52.26～62.04

表19　1～14岁人群乙肝疫苗接种情况分析

年龄/岁	调查人数	接种			≥3针接种			首针及时接种率		
		接种人数	接种率/%	95%CI	接种人数	接种率/%	95%CI	接种人数	接种率/%	95%CI
1	2655	2640	99.30	98.66～99.63	2589	97.11	95.89～97.97	2429	91.77	90.19～84.97
2	3250	3232	99.49	98.92～99.76	3194	98.16	97.00～98.87	2909	89.55	87.62～91.19
3	3388	3374	99.72	99.45～99.86	3333	98.5	97.88～98.94	2996	89.08	87.60～90.40
4	3388	3357	99.41	99.03～99.64	3316	97.61	96.77～98.24	2979	88.65	86.70～90.34
小计	12 681	12 603	99.49	99.25～99.65	12 432	97.88	97.30～98.34	11 313	89.64	88.61～90.59
5	1245	1231	99.26	98.02～99.72	1212	97.95	96.69～98.74	1056	85.71	81.61～89.01
6	1135	1111	98.29	97.18～98.97	1095	96.78	94.90～97.98	927	82.4	79.11～85.25
7	1090	1059	97.25	95.27～98.41	1037	94.57	92.05～96.32	854	76.76	72.27～80.71
8	967	916	95.69	93.72～97.06	896	93.6	91.16～95.41	733	77.2	73.14～80.79
9	1006	961	95.05	92.66～96.69	937	92.29	89.46～94.40	749	75.47	71.96～78.67
10	978	908	93.42	90.72～95.37	891	91.01	87.90～93.38	672	69.68	64.56～74.79
11	895	799	87.98	83.22～91.53	777	85.86	81.01～89.62	556	61.65	55.20～68.10
12	816	715	87.78	83.32～91.18	696	85.46	81.17～88.90	467	57.29	52.00～62.57
13	839	708	82.49	78.32～86.00	688	80.42	75.76～84.36	434	50.15	44.91～55.39
14	767	627	82.43	76.64～87.02	611	79.29	73.24～84.27	364	49.71	42.23～57.18
小计	9738	9035	92.42	90.98～93.66	8840	90.22	88.69～91.57	6812	69.57	67.45～71.69
合计	22 419	21 638	96.52	98.02～99.72	21 272	92.61	91.50～93.58	18 125	75.82	74.17～77.40

表20 1～14岁人群乙肝疫苗接种情况地区分布

地区		1～4岁				5～14岁				合计			
		调查人数	接种人数	接种率/%	95%CI	调查人数	接种人数	接种率/%	95%CI	调查人数	接种人数	接种率/%	95%CI
长江以北	城市	3152	3148	99.88	99.59~99.96	2338	2262	96.78	93.94~98.31	5490	5410	97.78	95.83~98.83
	农村	3178	3166	99.68	99.42~99.83	2361	2210	93.49	91.54~95.02	5539	5376	95.40	94.06~96.45
	小计	6330	6314	99.76	99.60~99.85	4699	4472	94.69	93.19~95.87	11029	10786	96.28	95.25~97.09
长江以南	城市	3166	3143	99.58	98.96~99.83	2445	2290	95.09	91.15~97.33	5611	5433	96.53	93.80~98.08
	农村	3185	3146	99.06	98.33~99.47	2594	2273	87.85	84.85~90.33	5779	5419	91.24	89.11~92.99
	小计	6351	6289	99.26	98.80~99.55	5039	4563	90.55	88.21~92.46	11390	10852	93.24	91.62~94.57
东部	城市	2114	2109	99.80	99.25~99.95	1571	1530	98.54	97.69~99.08	3685	3639	98.95	98.40~99.32
	农村	2127	2119	99.69	99.35~99.85	1558	1515	94.93	90.92~97.23	3685	3634	96.35	93.45~98.00
	小计	4241	4228	99.74	99.52~99.86	3129	3045	96.54	94.21~97.95	7370	7273	97.54	95.91~98.53
中部	城市	2107	2099	99.76	98.97~99.94	1544	1476	95.49	91.26~97.72	3685	3639	98.95	98.40~99.32
	农村	2110	2096	99.35	98.46~99.73	1573	1470	93.61	91.64~95.14	3685	3634	96.35	93.45~98.00
	小计	4217	4195	99.48	98.90~99.76	3117	2946	94.21	92.47~95.57	7334	7141	95.91	94.79~96.81
西部	城市	2097	2083	99.56	98.65~99.86	1668	1546	93.36	86.78~96.78	3765	3629	95.27	90.52~97.70
	农村	2126	2097	99.07	98.57~99.40	1824	1498	82.85	78.50~86.47	3950	3595	87.53	84.32~90.17
	小计	4223	4180	99.26	98.87~99.52	3492	3044	86.65	83.13~89.52	7715	7224	90.38	87.84~92.44
城市		6318	6291	99.72	99.37~99.87	4783	4552	95.85	93.49~97.37	11101	10843	97.09	95.46~98.15
农村		6363	6312	99.35	98.98~99.58	4955	4483	90.43	88.53~92.05	11318	10795	93.15	91.81~94.28
合计		12681	12603	99.49	99.25~99.65	9738	9035	92.42	90.98~93.66	22419	21638	94.63	93.62~95.48

表 21　1～14 岁不同地区人群乙肝疫苗接种≥3 针接种情况

地区		1~4岁				5~14岁				合计			
		调查人数	≥3针接种人数	率/%	95%CI	调查人数	≥3针接种人数	率/%	95%CI	调查人数	≥3针接种人数	率/%	95%CI
长江以北	城市	3152	3123	98.56	97.51~99.17	2338	2246	95.99	92.99~97.74	5490	5369	96.82	94.77~98.08
	农村	3178	3126	98.26	96.70~99.09	2361	2150	91.00	88.77~92.82	5539	5276	93.24	91.51~94.63
	小计	6330	6249	98.37	97.41~98.98	4699	4396	92.82	91.12~94.21	11029	10645	94.56	93.29~95.60
长江以南	城市	3166	3099	98.59	97.73~99.13	2445	2240	92.94	89.30~95.41	5611	5339	94.75	92.17~96.52
	农村	3185	3084	96.73	95.47~97.65	2594	2204	85.18	82.03~87.86	5779	5288	88.68	86.34~90.65
	小计	6351	6183	97.46	96.66~98.08	5039	4444	88.07	85.67~90.11	11390	10627	90.98	89.25~92.45
东部	城市	2114	2082	98.66	98.07~99.07	1571	1518	97.73	96.63~98.48	3685	3600	98.03	97.34~98.55
	农村	2127	2106	99.22	98.74~99.52	1558	1506	94.51	90.71~96.81	3685	3612	95.92	93.21~97.58
	小计	4241	4188	98.98	98.09~99.52	3129	3024	95.95	93.74~97.40	7370	7212	96.88	95.38~97.91
中部	城市	2107	2076	98.55	97.05~99.30	1544	1445	93.54	89.19~96.21	3651	3521	95.19	92.17~97.08
	农村	2110	2048	96.39	95.35~98.06	1573	1409	90.65	88.43~92.47	3683	3457	92.68	91.02~94.04
	小计	4217	4124	97.41	96.09~98.28	3117	2854	91.57	89.65~93.17	7334	6978	93.49	92.09~94.65
西部	城市	2097	2064	98.51	97.01~99.01	1668	1523	91.49	85.47~95.15	3765	3587	93.65	89.28~96.32
	农村	2126	2056	96.72	94.74~97.97	1824	1439	79.12	74.54~83.07	3950	3495	84.20	80.62~87.23
	小计	4223	4120	97.41	96.12~98.28	3492	2962	83.59	79.94~86.68	7715	7082	87.68	84.94~89.98
城市		6318	6222	98.58	97.96~99.01	4783	4486	94.31	91.99~95.98	11101	10708	95.68	94.05~96.88
农村		6363	6210	97.44	96.54~98.11	4955	4354	87.84	85.80~89.62	11318	10564	90.77	89.25~92.09
合计		12681	12432	97.88	97.30~98.34	9738	8840	90.22	88.69~91.57	22419	21272	92.61	91.50~93.58

表22 1～14岁不同地区人群乙肝疫苗首针及时接种情况

地区		1～4岁				5～14岁				合计			
		调查人数	首针及时接种人数	首针及时接种率/%	95%CI	调查人数	首针及时接种人数	首针及时接种率/%	95%CI	调查人数	首针及时接种人数	首针及时接种率/%	95%CI
长江以北	城市	3152	2893	91.13	89.65～92.42	2338	1840	79.60	74.99～83.55	5490	4733	83.34	79.99～86.22
	农村	3178	2842	91.53	90.14～92.74	2361	1660	71.51	67.05～75.97	5539	4502	77.67	74.15～80.84
	小计	6330	5735	91.38	90.37～92.30	4699	3500	74.46	71.18～77.73	11029	9235	79.77	77.24～82.08
长江以南	城市	3166	2881	92.31	90.42～93.86	2445	1817	75.32	71.27～78.96	5611	4698	80.77	78.03～83.25
	农村	3185	2697	85.50	83.05～87.65	2594	1495	59.70	56.28～63.12	5779	4192	67.51	64.77～70.24
	小计	6351	5578	88.17	86.48～89.68	5039	3312	65.51	62.83～68.20	11390	8890	72.53	70.47～74.58
东部	城市	2114	1951	91.83	90.17～93.23	1571	1332	85.35	82.90～87.50	3685	3283	87.48	85.47～89.23
	农村	2127	1947	91.66	90.29～92.85	1558	1249	76.44	71.08～81.06	3685	3196	80.98	76.88～84.50
	小计	4241	3898	91.74	90.69～92.68	3129	2581	80.41	77.01～83.41	7370	6479	83.94	81.38～86.21
中部	城市	2107	1927	91.25	89.19～92.95	1544	1171	74.91	69.03～80.78	3651	3098	80.28	75.66～84.21
	农村	2110	1872	89.17	87.36～90.74	1573	1063	69.49	64.76～74.23	3683	2935	75.79	72.20～79.06
	小计	4217	3799	89.85	88.51～91.06	3117	2234	71.23	67.51～74.95	7334	6033	77.24	74.42～79.83
西部	城市	2097	1896	92.35	89.49～94.48	1668	1154	71.12	65.21～77.04	3765	3050	77.67	73.77～81.14
	农村	2126	1720	84.30	80.21～87.67	1824	843	50.77	46.56～54.97	3950	2563	60.45	56.59～64.31
	小计	4223	3616	87.39	84.59～89.73	3492	1997	58.13	54.41～61.84	7715	5613	66.79	63.84～69.74
城市		6318	5774	91.78	90.58～92.84	4783	3657	77.24	74.22～79.99	11101	9431	81.93	79.81～83.86
农村		6363	5539	88.29	86.78～89.65	4955	3155	65.10	62.28～67.91	11318	8694	72.17	69.96～74.37
合计		12681	11313	89.64	88.61～90.59	9738	6812	69.57	67.45～71.67	22419	18125	75.82	74.17～77.40

表23 15～29岁人群乙肝疫苗接种情况分析

地区	15～19岁				20～24岁				25～29岁				合计			
	调查人数	接种人数	接种率/%	95%CI	调查人数	接种人数	接种率/%	95%CI	调查人数	接种人数	接种率/%	95%CI	调查人数	接种人数	接种率/%	95%CI
长江以北	1277	865	66.95	61.50～72.41	1294	622	52.17	46.13～58.20	1989	881	47.82	42.70～52.95	4560	2368	54.31	49.80～58.81
长江以南	1341	801	63.68	57.51～69.85	1526	638	44.89	36.64～53.15	1867	696	38.5	33.07～43.93	4734	2135	47.79	42.18～53.39
东部	886	610	70.42	64.55～76.29	752	472	63.24	56.72～69.76	980	584	61	51.55～70.45	2618	1666	65.03	60.81～69.26
中部	888	449	51.29	41.03～61.55	927	430	51.14	44.35～57.93	1005	381	39.29	30.91～47.67	2820	1260	47.79	42.43～53.14
西部	1280	575	43.18	37.65～48.71	1349	607	49.39	43.63～55.15	1227	395	33.1	24.91～41.29	3856	1577	42.74	38.98～46.50
城市	1268	908	71.8	67.21～76.38	1412	734	55.88	47.50～64.27	1958	972	50.94	45.54～56.34	4638	2614	58.17	52.74～63.59
农村	1350	758	59.6	53.08～66.11	1408	526	40.53	35.34～45.73	1898	605	35.67	30.71～40.64	4656	1889	44.02	39.54～48.50
合计	2618	1666	65.03	60.81～69.26	2820	1260	47.79	42.43～53.14	3856	1577	42.74	38.98～46.50	9294	4503	50.55	38.98～46.50

表24 1～14岁人群不同出生地点乙肝疫苗首针及时接种情况

地点	1～4岁				5～14岁				合计			
	调查人数	首针及时接种数	首针及时接种率/%	95%CI	调查人数	首针及时接种数	首针及时接种率/%	95%CI	调查人数	首针及时接种数	首针及时接种率/%	95%CI
市级及以上医院	4423	3994	90.36	88.97～91.59	2787	2201	79.20	76.28～81.85	7210	6195	83.28	81.15～85.21
县医院	6320	5738	91.85	90.77～92.82	3919	3017	78.36	75.52～80.96	10239	8755	83.21	81.27～84.98
乡镇卫生院	1695	1487	88.44	86.51～90.12	2181	1448	65.60	61.72～69.47	3876	2935	71.17	67.87～74.48
在家	179	52	26.89	14.77～39.00	676	99	14.98	10.10～20.08	855	151	16.08	11.99～21.22
不详	64	42	69.01	50.17～87.85	175	47	32.15	18.07～46.23	239	89	35.10	21.75～48.45
合计	12681	11313	89.64	88.61～90.59	9738	6812	69.57	67.45～71.69	22419	18125	75.82	74.17～77.40

表 25 1~14 岁不同乙肝疫苗免疫史人群的 HBsAg 流行率比较

变量		1~4 岁				5~14 岁				合计			
		调查人数	阳性人数	流行率/%	95%CI	调查人数	阳性人数	流行率/%	95%CI	调查人数	阳性人数	流行率/%	95%CI
免疫史	有	12 603	47	0.31	0.21~0.45	9035	70	0.67	0.48~0.92	21 638	117	0.55	0.41~0.73
	无	37	1	9.28	1.80~36.27	271	13	3.94	1.81~8.34	308	14	4.11	1.98~8.37
	不详	41	0	—	—	432	11	4.37	1.89~9.79	473	11	4.25	1.84~9.50
	小计	12 681	48	0.32	0.22~0.46	9738	94	0.94	0.66~1.34	22 419	142	0.75	0.55~1.02
首针及时接种	及时	11 313	37	0.25	0.16~0.37	6812	34	0.50	0.31~0.79	18 125	71	0.40	0.27~0.60
	不及时	1274	10	0.89	0.41~1.93	2162	35	1.18	0.71~1.96	3436	45	1.14	0.73~1.77
	针次不详	16	0	—	—	61	1	1.18	0.16~7.97	77	1	1.05	0.16~6.60
	未接种	37	1	9.28	1.80~36.27	271	13	3.94	1.81~8.34	308	14	4.11	1.98~8.37
	不详	41	0	—	—	432	11	4.37	1.89~9.79	473	11	4.25	1.84~9.50
	小计	12 681	48	0.32	0.22~0.46	9738	94	0.94	0.66~1.34	22 419	142	0.75	0.55~1.02

表 26 15~29 岁不同乙肝疫苗免疫史人群的 HBsAg 及抗-HBs 流行率比较

疫苗免疫史	调查人数	HBsAg			抗-HBs		
		阳性人数	流行率/%	95%CI	阳性人数	流行率/%	95%CI
有	4503	125	2.96	2.36~3.71	2832	63.88	60.80~66.95
无	1104	88	8.65	6.56~11.34	483	44.59	38.98~50.21
不详	3687	162	5.02	3.83~6.56	1823	51.37	49.17~53.57
合计	9294	375	4.38	3.79~5.07	5138	56.94	54.85~59.03

表 27　母亲 HBsAg 不同状态 1～14 岁儿童乙肝疫苗接种率情况

母亲 HBsAg 阳性情况	调查人数	接种			≥3 针接种			首针及时接种		
		接种人数	接种率/%	95%CI	接种人数	接种率/%	95%CI	接种人数	接种率/%	95%CI
阴性	13 179	12 985	97.06	95.97～97.87	12 846	95.97	94.87～96.85	11 330	81.01	78.94～82.92
阳性	644	629	96.63	93.88～98.17	620	94.79	91.78～96.73	549	83.93	79.31～87.67
不详	8596	8024	90.88	89.00～92.46	7806	87.48	85.25～89.41	6246	67.59	64.90～70.27
合计	22 419	21 638	94.63	93.62～95.48	21 272	92.61	91.50～93.58	18 125	75.82	74.17～77.40

表 28　母亲 HBsAg 不同状态 1～14 岁儿童 HBsAg 流行率

母亲 HBsAg 阳性情况	1～4 岁				5～14 岁				合计			
	调查人数	阳性人数	流行率/%	95%CI	调查人数	阳性人数	流行率/%	95%CI	调查人数	阳性人数	流行率/%	95%CI
阴性	7886	18	0.14	0.08～0.25	5293	24	0.50	0.31～0.80	13 179	42	0.38	0.25～0.58
阳性	422	9	1.95	0.95～3.97	222	12	3.68	1.83～7.26	644	21	2.92	1.68～5.04
不详	4373	21	0.46	0.26～0.80	4223	58	1.40	0.89～2.19	8596	79	1.14	0.75～1.74
合计	12 681	48	0.32	0.22～0.46	9738	94	0.94	0.66～1.34	22 419	142	0.75	0.55～1.02

表29 不同 HBsAg 状态母亲所生 1~14 岁儿童乙肝疫苗接种与 HBsAg 流行率

母亲 HBsAg 状态	首针乙肝疫苗		调查人数	阳性人数	流行率 /%	95%CI
母亲 HBsAg 阳性	接种	及时	549	10	1.92	2.07~10.41
		未及时	77	9	6.30	1.02~3.56
		针次不详	3	1	18.80	2.20~70.44
		小计	629	20	2.64	1.60~4.31
	未接种		7	1	80.82	44.04~95.76
	不详		8	0	—	—
	合计		644	21	2.92	1.76~4.81
母亲 HBsAg 阴性	接种	及时	11 330	28	0.27	0.15~0.50
		未及时	1631	12	0.84	0.43~1.64
		针次不详	24	0	—	—
		小计	12 985	40	0.36	0.24~0.56
	未接种		58	1	0.04	0.00~6.28
	不详		136	1	1.10	0.22~5.29
	合计		13 179	42	0.38	0.25~0.58
母亲 HBsAg 未测或不详	接种	及时	6246	33	0.51	0.30~0.87
		未及时	1728	24	1.27	0.66~2.40
		针次不详	50	0	—	—.
		小计	8024	57	0.69	0.46~1.03
	未接种		243	12	5.01	2.19~11.01
	不详		329	10	5.81	2.42~13.30
	合计		8596	79	1.14	0.75~1.74

表30 1~14 岁人群不同出生地点的 HBsAg 流行率比较

出生地点	调查人数	阳性人数	流行率 /%	95%CI
市级及以上医院	7210	32	0.52	0.34~0.79
县级医院	10 239	52	0.57	0.31~1.05
乡级医院	3876	28	0.69	0.43~1.11
在家	855	30	3.74	1.82~7.50
其他地方	239	0	—	—
合计	22 419	142	0.75	0.55~1.02

表31 不同免疫策略时期出生儿童 HBsAg 和抗-HBs 流行率比较

出生时期	调查人数	HBsAg			抗-HBs		
		阳性人数	流行率 /%	95%CI	阳性人数	流行率 /%	95%CI
2008—2013 年（1~6 岁）	15 061	61	0.37	0.24~0.59	10 424	65.21	63.65~66.77
2002—2007 年（7~12 岁）	5752	57	0.96	0.63~1.45	2893	50.11	47.61~52.61
1992—2001 年（13~22 岁）	5566	131	2.94	2.35~3.68	3235	58.80	56.12~61.49
1992 年以前（23~29 岁）	5334	268	5.22	4.33~6.27	2868	56.15	53.76~58.54

表32 1992年、2006年、2014年全国1～29岁人群乙肝血清流行病学调查结果比较

分类	HBsAg流行率 (95%CI)			抗-HBs流行率 (95%CI)			抗-HBc流行率 (95%CI)		
	1992	2006	2014	1992	2006	2014	1992	2006	2014
年龄组/岁									
1～4	9.90 (8.97～10.90)	0.96 (0.77～1.21)	0.32 (0.33～0.46)	15.95 (14.80～17.15)	71.24 (69.83～72.66)	71.63 (70.08～73.18)	31.53 (30.03～33.04)	4.09 (3.50～4.78)	1.95 (1.39～2.72)
5～14	10.64 (10.10～11.20)	2.42 (2.05～2.86)	0.94 (0.66～1.34)	23.49 (22.75～24.24)	56.58 (54.58～58.59)	52.88 (50.74～55.01)	41.94 (41.07～42.81)	8.39 (7.63～9.23)	3.03 (2.49～3.68)
15～29	9.83 (9.40～10.28)	8.43 (7.02～10.09)	4.38 (3.79～5.07)	28.72 (28.06～29.39)	47.49 (44.72～50.26)	56.94 (54.85～59.33)	51.53 (50.80～52.27)	33.32 (31.55～35.10)	22.47 (20.97～24.06)
性别									
男	11.75 (11.27～12.25)	6.42 (5.45～7.54)	2.68 (2.19～3.29)	24.72 (24.06～25.38)	53.16 (49.88～56.45)	57.77 (55.96～59.58)	46.84 (46.08～47.59)	21.61 (19.23～24.18)	57.77 (55.96～59.58)
女	8.59 (8.18～9.01)	4.45 (2.89～6.79)	2.60 (1.98～3.42)	26.08 (25.43～26.74)	53.47 (51.82～55.12)	57.81 (56.13～59.49)	44.89 (44.15～45.63)	20.82 (19.14～22.59)	57.81 (56.13～59.49)
民族									
汉族	10.33 (9.98～10.67)	5.35 (4.62～6.19)	2.65 (2.27～3.10)	26.47 (25.98～26.97)	54.71 (52.53～56.88)	58.40 (56.82～59.97)	46.18 (45.62～46.74)	20.73 (19.59～21.93)	12.98 (11.99～14.04)
蒙古族	4.94 (3.00～7.60)	0.86 (0.20～3.61)	0.35 (0.07～1.69)	11.17 (8.20～14.75)	66.61 (57.07～76.15)	57.50 (52.83～62.16)	23.38 (19.24～27.93)	7.03 (3.56～13.41)	5.66 (2.41～12.71)
藏族	11.84 (9.61～14.36)	3.19 (2.43～4.18)	2.62 (1.35～5.05)	8.11 (6.26～10.30)	26.33 (22.89～29.76)	51.19 (42.86～59.52)	53.59 (49.95～57.20)	19.35 (15.28～24.19)	18.17 (13.90～23.39)
维吾尔族	2.71 (1.36～4.80)	10.07 (7.61～13.20)	6.00 (1.69～19.15)	11.58 (8.63～15.10)	35.53 (32.39～38.67)	42.58 (25.91～59.24)	22.41 (18.45～26.79)	39.43 (33.52～45.34)	18.17 (14.83～22.08)

续表

分类		HBsAg 流行率（95%CI）			抗-HBs 流行率（95%CI）			抗-HBc 流行率（95%CI）		
		1992	2006	2014	1992	2006	2014	1992	2006	2014
壮族		12.96 (10.11~16.28)	15.67 (8.34~27.52)	1.99 (0.89~4.37)	28.40 (24.43~32.63)	46.34 (35.02~57.66)	52.82 (38.99~66.66)	56.79 (52.25~61.24)	44.57 (30.34~58.80)	10.97 (6.51~17.90)
回族		7.51 (5.25~10.33)	2.59 (1.14~5.78)	1.45 (0.53~3.90)	21.85 (18.13~25.95)	47.32 (40.53~54.12)	57.81 (49.74~65.87)	44.81 (40.17~49.52)	12.94 (7.05~22.56)	9.08 (6.27~12.99)
其他		8.62 (7.23~9.65)	6.27 (4.19~9.28)	2.22 (1.28~3.83)	20.07 (19.46~23.47)	42.50 (39.55~45.46)	52.53 (48.27~56.79)	43.97 (40.63~48.73)	23.61 (19.16~28.72)	14.24 (10.26~19.44)
城乡										
	城市	7.87 (7.32~8.46)	4.72 (3.94~5.66)	1.78 (1.50~2.11)	27.10 (26.17~28.04)	57.71 (55.26~60.17)	60.86 (58.46~63.27)	42.93 (41.89~43.97)	20.19 (18.26~22.26)	12.65 (11.43~13.98)
	农村	10.91 (10.53~11.30)	5.70 (4.83~6.71)	3.27 (2.68~3.98)	24.83 (24.30~25.37)	51.95 (49.48~54.42)	55.56 (53.63~57.50)	46.90 (46.28~47.51)	21.55 (20.20~22.96)	13.28 (11.97~14.71)
地区										
	东部	11.08 (10.49~11.70)	4.86 (3.96~5.93)	2.44 (2.04~2.91)	29.25 (28.38~30.13)	53.70 (51.24~56.15)	59.11 (56.45~61.77)	47.40 (46.44~48.35)	19.08 (17.06~21.28)	12.21 (10.55~14.09)
	中部	10.18 (9.68~10.69)	4.62 (3.78~5.64)	2.18 (1.54~3.09)	26.49 (25.77~27.23)	54.16 (50.41~57.91)	58.81 (56.10~61.51)	46.89 (46.06~47.72)	22.61 (20.65~24.70)	12.10 (10.60~13.78)
	西部	9.04 (8.47~9.63)	6.73 (5.30~8.50)	3.42 (2.75~4.26)	19.66 (18.88~20.47)	52.24 (48.38~56.11)	55.13 (53.18~57.07)	42.62 (41.63~43.61)	21.87 (20.24~23.59)	15.00 (13.54~16.58)
合计		10.13 (9.82~10.46)	5.47 (4.78~6.25)	2.64 (2.28~3.06)	25.41 (24.95~25.88)	53.31 (51.32~55.30)	57.79 (56.33~59.25)	45.84 (45.31~46.37)	21.23 (20.10~22.39)	13.01 (12.09~14.00)

九、结论与建议

（一）结论

1. **我国儿童乙肝疫苗接种率进一步提高并保持较高水平**　本次调查全国 1～4 岁人群乙肝疫苗全程接种率为 94%，与 2006 年调查的 1～4 岁人群乙肝疫苗全程接种率（89%）相比，上升约 5%；全国 1～4 岁人群乙肝疫苗首针及时接种率为 90%，与 2006 年调查的 1～4 岁人群乙肝疫苗首针及时接种率（73%）相比，上升约 22%。

2. **我国儿童 HBV 感染率持续下降**　我国 1～29 岁人群 HBV 感染率持续下降。与 1992 年和 2006 年调查结果相比，1～4 岁人群 HBsAg 阳性率分别下降了 97% 和 67%；5～14 岁人群 HBsAg 阳性率分别下降了 91% 和 61%。结果表明，通过实施新生儿乙肝疫苗接种阻断母婴传播为主的乙肝综合防控策略，我国乙肝防控工作取得了巨大成功。

3. **我国儿童乙肝疫苗接种率及 HBV 感染率地区间及城乡间差异进一步缩小**　2006 年调查结果显示，我国东部地区 1～4 岁人群乙肝疫苗全程接种率高于中部地区，中部地区高于西部地区，城市高于农村；西部地区 1～4 岁人群 HBV 感染率高于东部地区。本次调查结果显示，我国 1～4 岁人群东、中、西部地区间及城乡间乙肝疫苗全程接种率和 HBV 感染率均无显著性差异，说明我国乙肝疫苗接种率地区间及城乡间差异进一步缩小，乙肝疫苗接种服务均等化进一步加强。

4. **HBV 母婴阻断工作仍面临巨大挑战**　调查结果显示，我国 15～29 岁女性人群的 HBsAg 阳性率为 4.01%，与 2006 年调查结果（6.79%）相比，下降了 41%。该年龄段人群作为我国早期接种乙肝疫苗受益人群，即将或已进入生育期，将对我国新生儿乙肝防控工作起到积极的促进作用。但我国生育期女性慢性 HBV 感染率仍处于较高水平，尤其是农村地区（5.59%）显著高于城市地区（2.32%），HBV 母婴阻断工作任务仍然艰巨。

（二）建议

1. 进一步加强组织领导，提高对乙肝综合防治工作的重视，充分发挥国务院防治重大疾病部际联席会议制度在乙肝防治工作中的领导和协调作用，强化部门合作，完善政策措施，并合理安排经费，保障防治措施的落实。

2. 继续扎实做好儿童乙肝疫苗常规免疫接种工作，重点加强西部地区，尤其是农村地区的乙肝疫苗接种工作，促进预防接种服务均等化，全面巩固、提高新生儿首针乙肝疫苗及时接种率和乙肝疫苗全程接种率。

3. 加强乙肝防治专业队伍建设和能力建设，根据乙肝防治工作需要建立专业队伍，配齐配强专业人员，加强专业技术培训，全面提升乙肝预防、监测、诊断和治疗等专业技术水平。

4. 进一步加大乙肝防治领域科研投入，加强国际合作，加快检测试剂、早期诊断技术及抗病毒药物研发，探索 HBV 母婴阻断新技术及 HBV 感染者筛查、治疗及管理新模式，为进一步完善乙肝综合防治策略提供科学支撑。

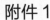

附件 1

2014 年全国 1～29 岁人群乙肝血清流行病学调查方法、统计分析及质量控制方案

一、调查方法

（一）调查设计

在全国 31 个省（自治区、直辖市）160 个疾病监测点［县（市、区）］1～29 岁目标人群（约 32 668 680 人）中，采用分层二阶段整群随机抽样方法，随机抽取 1～29 岁常住人口，开展现场流行病学问卷调查，并采集静脉血标本进行 HBV 血清学指标检测。

抽样的第一阶段将全国 31 个省 160 个县看作 160 层，每层均采用容量比例概率（probability proportional to size, PPS）抽样方法，根据村委会人口规模，分别随机抽取 2～4 个村委会，共 324 个村委会。

第二阶段在第一阶段抽取的每个村委会中，分别编制 1～4 岁、5～14 岁和 15～29 岁常住人口抽样框。根据各村委会各年龄组人口所分配的样本量，采用简单随机抽样方法，随机抽取相应数目的 1～4 岁、5～14 岁和 15～29 岁常住人口进行调查。

（二）样本量估计

样本量的确定使用公式

$$n = \left(\frac{z_{\alpha/2}^2 \times p \times (1-p)}{\delta^2} \right) \times deff$$

1. p 为总体概率 π（参数）的估计值；

2. I 类错误概率 α 取值 0.05，则 $z_{\alpha/2}$=1.96；

3. 绝对最大允许误差 $\delta=p-\pi$，为估计值 95%CI 的半宽度；

4. 设计效应（design effect, $deff$）值 $deff = \frac{v_p(\hat{\theta})}{v_{srs}(\hat{\theta})}$，$v_p(\hat{\theta})$ 是实际抽样设计下参数估计量的方差估计量，$v_{srs}(\hat{\theta})$ 是简单随机抽样设计下相同样本大小参数估计量的方差估计量。

参考 2006 年全国人群乙肝血清流行病学调查结果，估计 2014 年全国 1～4 岁、5～14 岁和 15～29 岁常住人口 HBsAg 流行率和 $deff$ 值，分别计算各年龄人群需要的样本量，合并后乘以 2（长江以南、长江以北地区）得到总的样本量为 31 024 人。

（三）样本量分配

160 个县按长江以南、长江以北地区（2 层），东、中、西部地区（3 层）和城、乡（2 层）嵌套分为 12 层。每层每个年龄组（1～4 岁、5～14 岁和 15～29 岁）样本大小等容量分配。

12 层内的每个县每个年龄组样本大小等容量分配。每个县所抽取的村委会，每个年龄组亦等容量分配样本大小。

二、统计分析

（一）点值估计

采用调查设计权重加权估计总体率。

1. 基础抽样权重　观察个体 i 的抽样权重 W_i 为该个体入样概率 π_i 的倒数，即 $W_i=1/\pi_i$。抽样单位抽样权重的构建方法附表 1 所示。

附表 1　抽样单位抽样权重的构建

抽样阶段	抽样单位抽样权重	举例
1	$W_1=1/\pi_1=\dfrac{某层所有居委/村委人数}{某居委/村委人数×该层入样居委/村委数}$	某区（县、市）含 53 个居委会（村委会），常住人口 193 427 人。按 PPS 方法随机抽取 2 个居委会（村委会），已入样的某居委会（村委会）常住人口为 7190 人，则 W_1=193 427/（7190×2）=13.45
2	$W_{2|1}=1/\pi_{2|1}=\dfrac{某居委/村委某年龄组人数}{该居委/村委某年龄组入样人数}$	已抽取的某居委会（村委会）1～4 岁常住人口 50 人，按简单随机抽样方法抽取 25 人进行调查，其 $W_{2|1}$=50/25；5～14 岁常住人口 80 人，随机调查 40 人，其 $W_{2|1}$=80/40；该居委会 15～29 岁常住人口 120 人，随机调查 50 人，其 $W_{2|1}$=120/50

基础抽样权重 $W_{base}=W_1×W_{2|1}$。

2. 无应答分类加权调整　使用权重调整无应答，能大幅消除总体率及总体总数估计时的无应答偏倚。收集无应答者的年龄、性别等人口学信息，把所有个体归入到相应的加权调整格子中（附表 2）。

附表 2　无应答加权分类的构建

性别	年龄组 / 岁		
	1～4	5～14	15～29
男	$(W_M+W_R)/W_R$	$(W_M+W_R)/W_R$	$(W_M+W_R)/W_R$
女	$(W_M+W_R)/W_R$	$(W_M+W_R)/W_R$	$(W_M+W_R)/W_R$

对于任意格子，W_R 为应答者基础抽样权重之和，W_M 为无应答者基础抽样权重之和。格子中应答者新的抽样权重为基础抽样权重与加权调整因子 $W'_{adj}=(W_M+W_R)/W_R$ 的乘积。

3. 人口学事后分层调整　所有个体抽样权重之和即为目标总体总数的估计值。由于存在遗漏等选择性偏倚，此估计值与真实总体总数并不完全一致，还需修正权重以便把样本校正为事后分层的真实总体总数。事后分层调整是用真实总体总数来调整权重（附表 3）。

附表 3　人口学事后分层调整比估计量的构建

性别	年龄组 / 岁		
	1～4	5～14	15～29
男	N/W	N/W	N/W
女	N/W	N/W	N/W

对于任意格子，W 为个体抽样权重之和，N 为自然总体落在格子中的真实总体总数。调整比值 $W'_{adj}=N/W$。

个体最终的调查设计权重 $W_i=W_1 \times W_{2/1} \times W'_{adj} \times W_{adj}$。

若 y_i 为个体特征变量值，具有某特征者，取值为 1，不具有某特征者，取值为 0，则总体率的点值估计为

$$p = \sum_{i=1}^{n} W_i y_i \Big/ \sum_{i=1}^{n} W_i。$$

（二）方差估计

方差估计仅取决于抽样设计的第一阶段，并以有放回抽取初级抽样单位为前提假设。采用泰勒级数线性法估计率的方差 $V[p]$。

率为 25%~75% 时，构建 Wald（线性）置信区间：$p \pm t_{\alpha/2,\,df} \times \sqrt{\hat{V}[p]}$，$t_{\alpha/2,\,df}$ 为自由度为 df 的 t 分布第 $100(1-\alpha/2)$ 分位数。

<25% 或 >75% 的率，构建 Wilson（得分）校正置信区间：

$$\left(p + z_{\alpha/2}^2 / 2n_e^*\right) \pm \left(z_{\alpha/2} \sqrt{\left(p(1-p) + z_{\alpha/2}^2\right)/4n_e^*} \Big/ \left(1 + z_{\alpha/2}^2/n_e^*\right)\right)，自由度调整的有效样本大小$$

$n_e^* = n_e \left(t_{\alpha/2,\,n-1}^2 \big/ t_{\alpha/2,\,df}^2\right)$，有效样本大小 $n_e = n/deff$。

所有数据分析均使用统计分析软件 SAS 9.3 编程实现。

三、质量控制

（一）抽样框构建

中国疾病预防控制中心将国家民政部 2013 年基层自治组织统计代码（截至 2013 年 12 月 31 日）中 160 个县中相应的村委会信息下发给各县疾控中心，各县疾控中心核实各村委会拆迁、合并变更情况后，再上报各村委会常住人口数，构建第一阶段抽样框。

第二阶段抽样框由各县级疾控中心在第一阶段已抽取的各村委会中分别摸底登记 1~4 岁、5~14 岁和 15~29 岁常住人口构建。在本地连续居住≥6 个月者均需登记，流出≥6 个月者则无需登记。根据 2010 年全国第六次人口普查数据中各年龄组人口构成和第一阶段抽样框中各村委会上报的常住人口数，核实第二阶段抽样框常住人口的摸底登记情况。要求两阶段抽样框常住人口数符合率≥90%，否则重新摸底登记造册。

（二）无应答处理

调查过程中，对于初始无应答者（即对第一次调查无应答的人），记录初始无应答原因（不在家、拒绝等）的同时，采取针对性措施，尽最大努力获得调查对象的应答。连续 3 次回访后仍无应答则视为失访，详细记录其相关信息（无应答原因、姓名、年龄、性别等），填写《失访对象信息登记表》。

由于失访，各村委会各年龄组实际调查人数会小于所分配的样本量，并使各年龄组内部的自然年龄构成失衡。为避免样本量损失过大，各县级疾控中心事先估计各年龄组失访率，扩大各村委会各年龄组所分配的样本量后再进行抽样。为避免年龄构成失衡，扩大后的各年龄组样本量再按各自内部的自然年龄构成换算成 1~4 岁每 1 岁一组、5~14 岁每 2 岁一组、15~29 岁每 5 岁一组需要调查的具体人数。各年龄组调查人数一旦满足所需的样本量即停止调查。

（三）现场实施

为保证样本的随机性，两阶段抽样均不允许使用非调查对象抽取表里的对象替换已抽取的对象。第一阶段抽取的村委会若无开展本次流调的条件，则上报中国疾病预防控制中心，由中心重新随机抽取村委会后，再下发给县疾控中心。

第二阶段每个村委会随机扩大抽取的调查对象失访率≤50%时，若全部应答者仍小于所需样本量，则不足人数在本村剩余相应年龄组常住人口中随机抽取补充。本村剩余常住人口仍不满足的，就在同县随机抽取的另一村委会随机补充。若仍不满足，则以两村已调查人数为准，不再补充。

失访率>50%时，则在本村第二阶段抽样框中重新随机抽取各年龄组常住人口进行调查。重新随机抽取后若失访率仍然>50%，则考虑在同一县中随机多抽取一个村委会，随机补充调查不足人数。

（四）统计分析

根据调查设计分别构建第一阶段和第二阶段抽样权重，并按省份、性别和年龄组事后分层构建无应答和抽样框遗漏分类调整权重，加权估计流行率。

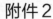

附件2

2014年全国1~29岁人群乙肝血清流行病学调查
实验室检测质量控制方案

一、实验室人员培训

制定严密的检测规程，建立实验平台，并对实验室人员开展检测规程的培训工作，根据全国乙肝血清流行病学调查检测工作量大、步骤多的特点，选择相关操作经验比较丰富的人员承担检测工作；为每位检测人员合理定岗，规定相对比较单纯的工作内容，避免忙中出错；在检测正式开始前对每个岗位的工作人员做针对性培训，以达到规范检测的目的。

二、仪器设备的调试

本次检测需要用到的仪器包括 Abbott i2000 分析仪、洗板机、酶标仪、电动加样枪、水浴箱等，使用前根据不同检测项目的特性，邀请相关厂家的专业技术人员进行调试和校对。

三、检测试剂的筛选和复核检测

本次检测开始之前对国内五种产销量最大的 HBV 血清学标志 ELISA 检测试剂进行了评价，最终选择北京万泰的乙肝五项试剂。为保证实际用于检测的试剂性能与筛选时一致，不仅要求两者为同一批号，而且在检测前、中、后，使用自备的 HBV 血清学标志参比系统对试剂进行复核检测。其中检测前复核检验结果见附表1。

附表1　检测前用自备参比系统复核诊断试剂性能

HBV 血清标志物	重复检测次序	灵敏度 /%	特异度 /%
HBsAg	1	91.9	91.0
	2	95.2	91.0
抗 -HBs	1	97.7	97.2
抗 -HBc	1	93.7	97.2
	2	95.8	100.0
	3	95.8	100.0
	4	95.8	100.0
抗 -HBe	1	95.5	98.8
	2	93.9	100.0
	3	95.5	98.8

四、质控品的设置

为及时发现检测中随时可能出现的少数表现异常的酶标板，保证每块酶标板的检测质量都能达到试剂盒的设计要求，按常规在每块酶标板上设置 2 孔阳性对照和 3 孔阴性对照，凡阴、阳性对照变异>3 倍标准差，均视为检测质量不达标，一律整板重复检测。随机选择约半数的酶标板，统计分析质量控制品（包括阴、阳性对照和国家标准品）的检测异常率，HBsAg、抗 -HBs 项目分别为 1.1%、2.4%；抗 -HBc、抗 -HBe 分别为 13.0%、11.4%（附表2）。

随机选择半数的酶标板,统计合格酶标板 3 种对照的测量值均数、标准差(附表 3)。各种对照测量值均数比较适中,变异也较小。

附表 2 随机抽取部分酶标板统计阴、阳性对照和国家标准品结果异常率

HBV 血清标志物	酶标板数量	异常酶标板数	酶标板异常率 /%
HBsAg	623	7	1.1
抗 -HBs	625	15	2.4
抗 -HBc	623	81	13.0
抗 -HBe	245	28	11.4

附表 3 随机抽取部分合格酶标板统计阴、阳性对照和国家标准品平均测量值($\bar{x}\pm SD$)

HBV 血清标志物	阴性对照	阳性对照	国家标准品
HBsAg	0.26±3.30	65.72±1.32	6.66±1.49
抗 -HBs	0.20±3.03	55.20±3.03	5.27±1.62
抗 -HBc	0.38±3.57	288.82±2.26	2.41±1.54
HBeAg	0.15±1.69	56.63±1.31	—
抗 -HBe	0.30±4.34	56.92±1.51	2.07±1.87

五、合理调整试剂 CO 值

诊断医学统计学理论研究表明,诊断试剂的 CO 值是与目标人群阳性率相关的变量。我们推导出使诊断试验准确度(accuracy)最大化的最佳 CO 值推导公式,并应用于本次检测,使结果判断的正确性有了明显改善。

六、部分标本的重复检测

诊断试验都有一定的假阳性率和假阴性率,而且假阳性和假阴性大多出现在 CO 值附近。将初次检测值在 CO 值附近 3 个标准差内的所有标本,做 2 次重复检测。前后 3 次检测中,≥2 次阳性者判为阳性,≥2 次阴性者判为阴性。

HBV 的五项血清学标志,其组合有一定规律。虽可有例外("不合理"组合),但几率不高。所以,遇有"不合理"组合的情况,首先要排除检测错误,然后对"不合理"组合做出确认。本检测中组合"不合理"的标本,首先使用 Abbott 公司 MEIA 试剂进行重复检测。

七、检测质量的人工监测

除去阴、阳性对照和国家标准品作为质量控制的客观指标外,检测人员的感官也是重要的监测检测质量的途径。在操作过程中,检测人员如果发现某块酶标板表现异常,该板样品也要重新检测。每天检测完成,检测数据录入数据库后,一名有经验的技术人员要仔细阅读当天检测结果,如发现有结果异常,次日即重新检测。

附件3

2014 年全国乙肝血清流行病学调查 1～29 岁人群年龄内部构成与 2010 年人口普查数据比较

年龄/岁	2010 年人口普查数据		本次调查人口		差值
	人数	构成比（%）	人数	构成比（%）	构成比（%）
1	15 657 955	25.4	2655	20.9	−4.4
2	15 617 375	25.3	3250	25.6	0.3
3	15 250 805	24.7	3388	26.7	2.0
4	15 220 041	24.6	3388	26.7	2.1
1～4	**61 746 176**	**100.0**	**12 681**	**100.0**	**0.0**
5	14 732 137	20.8	1245	22.9	2.1
6	14 804 470	20.9	1135	20.9	0.0
7	13 429 161	18.9	1090	20.0	1.1
8	13 666 956	19.3	967	17.8	−1.5
9	14 248 825	20.1	1006	18.5	−1.6
5～9	**70 881 549**	**100.0**	**5443**	**100.0**	**0.0**
10	14 454 357	3.6	978	7.2	3.6
11	13 935 714	3.5	895	6.6	3.1
12	15 399 559	3.8	816	6.0	2.2
13	15 225 032	3.8	839	6.2	2.4
14	15 893 800	3.9	767	5.6	1.7
15	18 024 484	4.5	732	5.4	0.9
16	18 790 521	4.7	559	4.1	−0.5
17	20 775 369	5.2	477	3.5	−1.6
18	20 755 274	5.1	420	3.1	−2.1
19	21 543 466	5.3	430	3.2	−2.2
20	28 026 954	7.0	383	2.8	−4.1
21	26 556 649	6.6	459	3.4	−3.2
22	24 474 192	6.1	500	3.7	−2.4
23	25 695 955	6.4	571	4.2	−2.2
24	22 658 768	5.6	907	6.7	1.1
25	19 933 683	4.9	822	6.0	1.1
26	19 709 177	4.9	822	6.0	1.2
27	19 480 836	4.8	800	5.9	1.1
28	22 322 147	5.5	834	6.1	0.6
29	19 568 009	4.9	578	4.3	−0.6
15～29	**403 223 946**	**100.0**	**13 589**	**100.0**	**0.0**

附件 4

2014 年全国 31 省 1～29 岁调查人群 HBV 血清学标志物检测结果

省份	调查人数	HBsAg		抗 -HBs		抗 -HBc		HBV*	
		阳性人数	流行率 /%	阳性人数	流行率 /%	阳性人数	流行率 /%	阳性人数	流行率 /%
北京	520	5	0.64	340	64.74	28	8.47	28	8.47
天津	585	1	0.05	356	49.23	26	2.70	26	2.70
河北	1012	11	2.94	543	46.25	67	10.68	67	10.68
山西	767	3	0.12	434	45.30	25	3.06	25	3.06
内蒙古	1108	2	0.60	600	47.97	42	6.76	42	6.76
辽宁	1756	12	0.98	1035	57.72	88	6.74	88	6.74
吉林	649	3	0.51	468	65.74	26	5.64	26	5.64
黑龙江	930	12	0.81	645	68.08	69	7.13	69	7.13
上海	429	3	1.75	233	49.47	23	14.57	23	14.57
江苏	1266	16	2.25	755	56.21	61	9.19	61	9.19
浙江	1236	13	1.13	789	52.48	67	6.94	67	6.94
安徽	1586	9	0.80	929	52.71	102	9.50	102	9.50
福建	1038	30	5.97	736	66.40	114	24.60	114	24.60
江西	1278	61	6.86	767	58.88	225	26.17	225	26.17
山东	2353	15	0.68	1477	62.99	153	10.19	153	10.19
河南	1014	7	1.20	679	65.25	69	10.47	69	10.47
湖北	794	7	1.34	534	64.13	73	15.19	73	15.19
湖南	1799	32	2.94	1146	61.62	165	13.06	165	13.06
广东	1241	42	5.52	852	66.39	111	17.40	111	17.40
广西	1021	17	8.37	686	56.91	118	23.70	118	23.70
海南	533	20	4.70	320	54.32	52	13.42	52	13.42
重庆	566	16	3.89	359	57.52	71	17.58	71	17.58
四川	1243	16	1.63	751	57.51	106	14.60	106	14.60
贵州	736	16	2.11	406	47.99	61	8.97	61	8.97
云南	869	16	2.59	534	50.40	57	10.03	57	10.03
西藏	1283	67	4.51	644	49.77	230	21.71	247	22.52
陕西	942	12	1.14	508	50.90	86	14.56	86	14.56
甘肃	1134	11	1.55	677	58.29	98	14.15	98	14.15
青海	629	6	2.21	374	63.08	28	7.80	28	7.80
宁夏	476	9	2.10	332	67.18	46	10.21	46	10.21
新疆	920	27	5.50	511	44.90	80	17.23	80	17.23
合计	31 713	517	2.64	19 420	57.79	2567	13.01	2584	13.02

注：*HBV 指 HBsAg 阳性和 / 或抗 -HBc 阳性。

本次血清流行病学调查数据各省数据不具有省级代表性，仅供参考。

附　录

国家卫生计生委疾控局关于召开全国乙型肝炎血清流行病学调查工作启动视频会议的通知

中国疾病预防控制中心关于收集全国乙型肝炎血清流行病学调查村级单位人口资料的通知

中国疾病预防控制中心关于印发全国乙型肝炎血清流行病学调查技术方案的通知

中国疾病预防控制中心伦理审查委员会批准通知书

2014年全国1～29岁人群乙型病毒性肝炎血清流行病学调查工作手册

中国疾病预防控制中心关于开展全国乙型肝炎血清流行病学调查现场督导工作的通知

全国乙型肝炎血清流行病学调查现场督导工作方案

参加2014年全国1～29岁人群乙肝血清流行病学调查的各级工作人员名单

2014年全国乙肝血清流行病学调查工作照

国家卫生计生委司（局）便函

国家卫生计生委疾控局关于召开
全国乙型肝炎血清流行病学调查工作
启动视频会议的通知

各省、自治区、直辖市卫生计生委（卫生厅局）疾控处，新疆生产建设兵团卫生局疾控处，中国疾病预防控制中心：

为安排部署全国乙型肝炎血清流行病学调查工作，现定于2014年9月23日召开全国乙型肝炎血清流行病学调查工作启动视频会议。有关事项通知如下：

一、会议内容

（一）安排部署全国乙型肝炎血清流行病学调查工作。

（二）介绍《全国乙型肝炎血清流行病学调查方案》及流调现场工作要点。

二、会议时间、地点

2014年9月23日14:00-16:00。

主会场设在中国疾控中心四楼视频会商室，各省（区、市）疾控中心设分会场。

三、参会人员

（一）主会场参加人员。疾控局相关负责同志，中国疾控中心负责同志，病毒病所、免疫中心负责同志及有关专家。

（二）分会场参加人员。各省（区、市）卫生计生委（卫生厅局）疾控处（局）和新疆生产建设兵团卫生局疾控处相关负责同志，疾控中心负责同志及免疫科（所）相关同志。

四、其他事项

（一）分会场会议由各省份卫生计生委（卫生厅局）组织省级疾控中心安排。

（二）会议采用视频通讯方式，请各地于9月22日14:00统一进行视频联通和调试工作，确保会议顺利召开。如有问题及时与中国疾控中心沟通解决。

（三）请中国疾控中心准备会议材料并在会前将电子版提供各省。请参会人员携带会议材料参会。

卫生计生委疾控局联系人：熊妍

联系电话：010-68792356

中国疾控中心联系人：缪宁　黎丹

联系电话：010-83133797，58900503

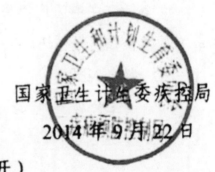

国家卫生计生委疾控局

2014 年 9 月 22 日

（信息公开形式：不予公开）

中国疾病预防控制中心便函

中疾控办便函〔2014〕393 号

中国疾病预防控制中心关于收集全国
乙型肝炎血清流行病学调查村级单位人口资料的通知

各省（自治区、直辖市）疾病预防控制中心：

按照国家卫生计生委疾控局年度工作计划，拟于 9 月份开展全国乙型肝炎血清流行病学调查工作。为保证抽样的代表性和科学性，确保调查工作质量，我中心制定了抽样方案，并从民政部网站获得了 2013 年全国村级单位名称及代码，现请各省级疾控中心协助收集并报送各疾病监测点村级单位人口资料。有关事宜通知如下：

一、请各省级疾控中心确定本省全国乙型肝炎血清流行病学调查工作联系人一名，填写联系人信息表（附件），于 2014 年 7 月 25 日前反馈我中心。

二、收集并报送各省 2006 年乙肝血清流行病学调查所在 160 个疾病监测点各村级单位 2013 年底常住人口数（我中心将村级单位名称及代码以邮件形式发至各省联系人邮箱）。

三、各省级疾控中心于 2014 年 7 月 31 日前，以邮件形式将人口资料电子版上报我中心。

四、联系方式

（一）联　系　人：郑徽

联系电话：010-83133797-803，13718415635

邮　　箱：zhenghui79827@163.com

（二）联　系　人：吴振华

联系电话：010-83133690-83，13581867495

邮　　箱：wuzhenhuabj@163.com

附件：联系人信息表

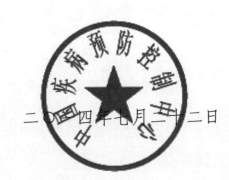

二〇一四年七月二十二日

附件：

联系人信息表

单位	所在科(所)	姓名	手机号	办公室电话	传真号	Email

注：请于 2014 年 7 月 25 日前，以邮件形式发至我中心联系人邮箱。

中国疾病预防控制中心文件

中疾控疫发〔2014〕359号

中国疾病预防控制中心关于印发全国乙型肝炎
血清流行病学调查技术方案的通知

各省（自治区、直辖市）疾病预防控制中心：

按照国家卫生计生委疾控局关于开展全国乙型肝炎血清流行病学调查工作的部署，我中心组织制定了《全国1-29岁人群乙型病毒性肝炎血清流行病学调查方案》（见附件1）和《乙型肝炎病毒表面抗原阳性人群随访调查方案》（见附件2），现印发给你们。

请各省（自治区、直辖市）加强对调查工作的组织领导，做好调查人员培训和前期准备工作；严格按照技术方案组织开展现场调查，确保现场调查和标本采集质量。如在调查准备和实施过程遇到技术问题，请及时与我中心免疫规划中心联系。

联系电话：010-83133797。

附件：1.全国 1 – 29 岁人群乙型病毒性肝炎血清流行病学调查

　　　　方案

　　　2.乙型肝炎病毒表面抗原阳性人群随访调查方案

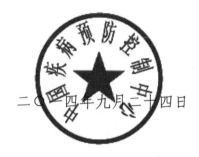

二〇一四年九月二十四日

抄：国家卫生计生委疾控局；各省（自治区、直辖市）卫生计生委

中国疾病预防控制中心办公室　　　　　　2014 年 9 月 24 日印发

　　　　　　　　　　　　　　　　　　校对人：郑徽

全国1~29岁人群乙型病毒性肝炎血清流行病学调查方案

自1984年我国引入乙型病毒性肝炎（乙肝）疫苗以来，政府制定了以预防接种为主的综合防控策略，不断加强乙肝预防控制（防控）工作力度。1992年卫生部将乙肝疫苗纳入儿童计划免疫管理，2002年将乙肝疫苗纳入儿童免疫规划，2005年新生儿乙肝疫苗接种全部免费。卫生部发布的《2006—2010年全国乙型病毒性肝炎防治规划》中明确了乙肝的阶段性防控目标。2006年全国乙型肝炎血清流行病学调查结果显示，1~59岁人群乙肝病毒（hepatitis B virus，HBV）感染率为34.28%，乙肝病毒表面抗原（hepatitis B surface antigen，HBsAg）流行率为7.18%。与1992年相比，HBsAg携带者减少了约2000万人，1~14岁人群HBsAg流行率下降明显，1~4岁人群HBsAg流行率已降至<1%，初步证实我国乙肝防控工作取得了显著成效。

为进一步加强乙肝防控工作，更好保护易感人群，降低乙肝病毒感染率。2008年，国家启动了"艾滋病和病毒性肝炎等重大传染病防治"重大专项，在"十一·五"和"十二·五"期间大力支持包括乙肝在内的病毒性肝炎的科学研究工作。2009年，<15岁儿童补种乙肝疫苗项目被纳入国家医药卫生体制改革重点工作，于2009—2011年在全国范围内对1994—2001年出生的未免疫人群实施了乙肝疫苗接种。

目前我国已从乙肝高流行地区转为中流行地区，并提前实现了2012年<5岁儿童HBsAg流行率<2%的世界卫生组织（WHO）西太平洋地区乙肝防控目标，我国的乙肝防控进入新的阶段。为详细掌握我国现阶段人群乙肝流行状况，评价乙肝疫苗引入以来乙肝防控效果，有必要开展一次全国1~29岁人群乙肝血清流行病学调查，以获得我国现阶段不同地区、不同人群HBsAg流行率和HBV感染率，揭示我国HBV感染演变规律，为制定"十三·五"和今后一段时期乙肝防控策略提供依据。

一、目的

1. 掌握我国现阶段不同地区1~29岁人群HBsAg流行率和HBV感染率，为评估"十二·五"乙肝防控目标完成情况提供参考数据。

2. 分析我国不同阶段乙肝疫苗免疫策略对人群HBsAg流行率的影响，评价乙肝疫苗引入以来我国乙肝防控效果。

3. 了解现阶段我国不同地区1~29岁人群乙肝疫苗接种情况和抗乙肝病毒表面抗原抗体（antibody to HBsAg，Anti-HBs）水平，为完善乙肝疫苗策略提供科学依据。

二、调查对象及内容

在全国31个省（自治区、直辖市，未包括香港、澳门特别行政区和台湾地区，下同）的160个疾病监测点，采用分层二阶段整群随机抽样方法抽取1~29岁人群常住人口，开展现场流行病学调查，并采集血标本进行HBV血清学指标检测。

三、样本量计算及分配

（一）样本量确定

2006年全国人群乙肝血清流行病学调查结果显示，我国人群HBsAg流行率长江以南地区为9.92%[95%置信区间（confidence interval，CI）：9.04%~10.79%]，长江以北地区为4.28%（95%CI：3.81%~4.74%），差异有统计学意义；城市为6.78%（95%CI：5.79%~

7.77%），农村为 7.30%（95%CI：6.70%～7.90%），差异无统计学意义。故以我国长江以南、以北地区 1～4 岁、5～14 岁和 15～29 岁常住人口 HBsAg 流行率估计值为确定样本量的计算标识，估计以确定精度识别长江以南、以北地区 1～4 岁、5～14 岁和 15～29 岁常住人口 HBsAg 流行率差异需要的最小样本量（附表 1）。

样本量的确定使用设计效应（design effect, $deff$）系数，先估计简单随机抽样条件下所需样本量，然后乘以 $deff$ 系数，就得到实际抽样设计下所需样本量。

计算公式为

$$n = \left(\frac{z_{\alpha/2}^2 \times p \times (1-p)}{\delta^2} \right) \times deff$$

（1）n 为所需样本量；

（2）p 为总体概率 π（参数）的估计值；

（3）I 类错误概率 α 取值 0.05，则 $z_{\alpha/2}$=1.96；

（4）绝对最大允许误差 $\delta = p - \pi$，为估计值 95%CI 的半宽度；

（5）设计效应值 $deff = \dfrac{v_p(\hat{\theta})}{v_{srs}(\hat{\theta})}$，$v_p(\hat{\theta})$ 是实际抽样设计下参数估计量的方差估计量，$v_{srs}(\hat{\theta})$ 是简单随机抽样设计下参数估计量的方差估计量。$deff$ 值衡量了实际抽样设计下参数估计量的估计效率或效果。

参考 2006 年全国人群乙肝血清流行病学调查结果，估计 2014 年全国 1～4 岁、5～14 岁和 15～29 岁常住人口 HBsAg 流行率，分别计算各年龄人群需要的样本量，合并后乘以 2（长江以南、以北地区）得到总的样本量。

1）1～4 岁常住人口：取 p_1=0.7%，绝对最大允许误差 δ=0.25%，估计值的变化范围为 0.45%～0.95%，参考 2006 年全国人群乙肝血清流行病学调查结果估计 $deff$=1.5，算得 1～4 岁常住人口需要的样本量为：

$$n_1 = \left(\frac{z_{\alpha/2}^2 \times p_1(1-p_1)}{\delta^2} \right) \times deff = \left(\frac{1.96^2 \times 0.007 \times (1-0.007)}{0.0025^2} \right) \times 1.5 = 6409 \text{（人）}。$$

2）5～14 岁常住人口：取 p_2=1.5%，绝对最大允许误差 δ=0.5%，估计值的变化范围为 1.0%～2.0%，参考 2006 年全国人群乙肝血清流行病学调查结果估计 $deff$=2.0，算得 5～14 岁常住人口需要的样本量为：

$$n_2 = \left(\frac{z_{\alpha/2}^2 \times p_2(1-p_2)}{\delta^2} \right) \times deff = \left(\frac{1.96^2 \times 0.015 \times (1-0.015)}{0.005^2} \right) \times 2.0 = 4541 \text{（人）}。$$

3）15～29 岁常住人口：取 p_3=5.0%，绝对最大允许误差 δ=1.0%，估计值的变化范围为 4.0%～6.0%，参考 2006 年全国人群乙肝血清流行病学调查结果估计 $deff$=2.5，算得 15～29 岁常住人口需要的样本量为：

$$n_3 = \left(\frac{z_{\alpha/2}^2 \times p_3(1-p_3)}{\delta^2} \right) \times deff = \left(\frac{1.96^2 \times 0.05 \times (1-0.05)}{0.01^2} \right) \times 2.5 = 4562 \text{（人）}。$$

本次调查所需样本量为：

$$n = (n_1 + n_2 + n_3) \times 2 = (6409 + 4541 + 4562) \times 2 = 31\,024 \text{（人）}。$$

附表1　全国1～29岁人群乙肝血清学调查样本年龄分布

年龄组（岁）	样本量（人）	构成比（%）
1～4	12 818	41.3
5～14	9082	29.3
15～29	9124	29.4
合计	31 024	100.0

（二）样本量分配

为事后按东部、中部、西部和城市、农村分层估计，并与2006年全国人群乙肝血清流行病学调查结果相比较，长江以南、以北地区分别再按东、中、西和城、乡嵌套分为6层，共12层。每层各年龄组样本大小等容量分配。

嵌套分层内的每个县（区、市、旗，下同），各年龄组样本大小亦等容量分配。

各县所抽取的村委会（社区居委会，下同），各年龄组等容量分配样本大小（附件1）。

长江以南地区含15个省（自治区、直辖市，下同）：上海、江苏、浙江、福建、安徽、江西、湖南、广东、广西、海南、四川、重庆、贵州、云南、西藏；长江以北地区含16个省：北京、天津、河北、山西、辽宁、吉林、黑龙江、山东、河南、湖北、陕西、新疆、青海、甘肃、宁夏、内蒙古。

本次流调东、中、西部地区划分与2006年全国人群乙肝血清流行病学调查的划分标准保持一致。东部地区含9个省：北京、天津、辽宁、上海、江苏、浙江、福建、山东、广东；中部地区含10个省：河北、山西、吉林、黑龙江、安徽、江西、河南、湖北、湖南、海南；西部地区含12个省：内蒙古、广西、重庆、四川、贵州、云南、西藏、陕西、甘肃、青海、宁夏、新疆。

城乡划分按国家民政部定义，所有的县为农村，所有的区为城市。

四、抽样步骤及实施方法

（一）抽样设计

采用分层二阶段整群随机抽样方法（附表2）。

附表2　抽样设计

抽样阶段	抽样单位	分层
1	村委会	160个疾病监测点（县）
2	调查对象个体	年龄（1～4、5～14、15～29岁）

第一阶段抽取村委会。将全国31个省160个疾病监测点所在的每个县看作一层（组），共160层。每层中的村委会为初级抽样单位（primary sampling units，PSUs）。

每层均采用容量比例概率（probability proportional to size，PPS）抽样方法，分别随机抽取2～4个村委会。

第二阶段抽取调查对象。根据《村委会（社区居委会）常住人口摸底登记表》（附件2）家庭户中1～4岁、5～14岁和15～29岁常住人口的信息，分别编制1～4岁、5～14岁和15～29岁常住人口抽样框。根据各村委会1～4岁、5～14岁和15～29岁常住人口所分配样本量，采用简单随机抽样方法，随机抽取相应数目的1～4岁、5～14岁和15～29岁常住人口进行调查。

（二）抽样步骤及实施方法

将国家民政部 2013 年基层自治组织统计代码（截至 2013 年 12 月 31 日）中相应的村委会信息下发各县级疾病预防控制中心（疾控中心），经各县级疾控中心核实各村委会拆迁、合并变更情况后，上报各村委会常住人口数，构建第一阶段抽样框。

采用统计分析软件 SAS 9.3 中的 PROC SURVEYSELECT 编程，分别抽取各层（160 个县）内的村委会。

第二阶段抽样框由各县级疾控中心在第一阶段已抽取的各村委会摸底登记构建，并按抽样设计要求完成 1～4 岁、5～14 岁和 15～29 岁常住人口的抽样工作。具体操作如下：

1. 村委会常住人口的摸底登记　在已抽取的村委会索取最新户口登记册，组织有关人员与该村委会协调员一起按户口册上的登记顺序以家庭户为单位，将含 1～4 岁、5～14 岁和 15～29 岁常住人口的家庭户资料逐一录入《村委会（社区居委会）常住人口摸底登记表》。

由村委会协调员确定的空挂户、长期不在本地人员及长期失联人员无需登记，但户口册上未登记却在本地连续居住≥6 个月者需要登记。

2. 调查对象的抽取

（1）1～4 岁、5～14 岁和 15～29 岁常住人口的抽取：根据各村委会 1～4 岁、5～14 岁和 15～29 岁常住人口抽样框和分配的样本量，采用简单随机抽样方法，随机抽取相应数目的 1～4 岁、5～14 岁和 15～29 岁常住人口，录入《村委会（社区居委会）调查户（对象）抽取及调查登记表》（附件 3）中，全部进行调查。

（2）无应答对象处理：调查过程中，对于初始无应答者（即对第一次调查无应答的人）应进行回访。连续 3 次回访后仍无应答则视为失访，详细记录其相关信息（无应答原因、姓名、年龄、性别等），填写《失访对象信息登记表》（附件 4）。

由于失访，各村委会各年龄组实际调查人数会小于所分配的样本量，并使各年龄组内部的自然年龄构成失衡。为避免样本量损失过大，各县级疾控中心可按事先估算的各年龄组失访率扩大各村委会各年龄组所分配的样本量后再进行抽样。为避免年龄构成失衡，扩大后的各年龄组样本量可再按各自内部的自然年龄构成换算成 1～4 岁每 1 岁一组、5～14 岁每 2 岁一组、15～29 岁每 5 岁一组需要调查的具体人数。各年龄组调查人数一旦满足所分配的样本量即可停止调查。

五、现场调查

（一）知情同意

确定调查对象后，在当地村委会或其他有关部门的协助下走访住户或所在幼儿园、学校（老师通知家长），核实调查对象身份后，说明本次调查的具体目的、内容和方式，对合作有困难者尽量做好心理疏导，劝导其配合调查。

调查对象（或监护人）在充分理解了本次调查的内容和意义后，在知情同意书（附件 5）上签字同意参与调查后进入下一步调查程序。如调查对象不识字或不能签字，可在调查对象同意的前提下由他人代签，并同时在知情同意书上签署代签人的名字。

（二）问卷调查

各村委会根据实际调查需求，可采取集中或入户调查的方式，对调查对象进行问卷调查和标本采集。

严格按照方案要求逐一对调查对象进行个案调查。每份个案调查表（附件 6）和血标本上需粘贴相同条形识别码。填写个案调查表时，调查员应熟悉调查表中的每个问题，按填表说明对调查项目进行调查，不允许出现漏项和书写错误。在完成每份调查表后，质量控制人员应在现场进行初步核实，避免调查项目的错填、漏填。

现场个案调查应注意保护被调查者的个人隐私，防止信息泄露。

（三）血标本采集

个案调查后，对所有≥5 周岁人群采集静脉血 5ml，≥12 月龄但<5 周岁儿童采集静脉血 3ml。每份个案调查表和血标本管上需粘贴相同条形识别码，将其余条形识别码随血标本送回县级疾控中心实验室分离血清时用。同时填写血标本采集登记 / 送检表（附件 7）。现场操作过程中，注意标本的保护，将采集静脉血的采集管平稳放置，避免采血管倒置、倾斜或损坏。

现场血标本采集，应合理有序地安排采血进度，避免因调查对象（特别是儿童）过于集中而发生晕厥等不良事件。

（四）失访处理

对于失访对象，应详细记录相关信息（失访原因、姓名、年龄、性别等），并填写《失访对象信息登记表》。（附件 4）

（五）资料和血标本的存放及运送

1．现场标本存放　调查现场采集的血标本可在室温下放置 3～5 小时，以使血液充分凝固。如当天不能送往当地县级疾控中心实验室，可将血标本放于冰箱内冷藏（4～8℃）；未经离心的全血标本不可放于冰箱内冷冻，避免冷冻后复融时发生溶血。

2．血清分离　血标本每日由专人从调查现场运送到县级疾控中心实验室进行血清分离。县级疾控中心分离血清后，将血清标本分装于 A（所有对象均保留 0.8ml 血清）、B（剩余血清）两管内，血凝块倒入 C 血清管，每管分别粘贴与原采血管相同的条形识别码后分装血清于冻存盒，置于 −20℃冰箱中冻存。同时填写《血标本采集登记 / 送检表》（附件 7）和《血标本保存登记表》（附件 8）。

3．资料和血标本运送　在所有现场调查工作结束后一周内，县级疾控中心派专人将个案调查表、血标本采集登记 / 送检表、血标本保存登记表等资料，与冷藏运输的血清（A、B管）及血凝块（C管）一并送至省级疾控中心。同时应将初次录入并审核后的数据库电子版上报至省级疾控中心。

省级疾控中心由专人接收各县报送的个案调查表和数据库，将各监测点血标本进行整理并根据整理情况填写血标本保存登记表。根据个案调查表进行数据第二次录入以及双录入后的核对，派专人将核对后的全部数据库报送中国疾控中心免疫规划中心，将标本报送中国疾控中心病毒病所肝炎室。

六、实验室检测

（一）标本的接收

各省疾控中心送血清及血凝块样品到中国疾控中心病毒病所肝炎室前，提前约定接收时间。所有标本需按要求贴好标签，顺序排放在血清冻存盒内。运送时需加冰冷藏，并附有相应的标本登记资料。病毒病所肝炎室在接收样品时，要核对样品管理是否符合要求。未达要求者，需立即加以改正，达到要求，方可接收。接收标本后置于 −40℃冰箱冻存待检。

（二）检测地点

所有标本在中国疾控中心病毒病所肝炎室统一实验条件下，由专人进行检测和判定结果。

（三）检测方法及指标

首先采用国产酶联免疫吸附试验（enzyme-linked immunosorbent assay，ELISA）试剂进行 HBsAg、Anti-HBs 和抗乙肝病毒核心抗原抗体（antibody to HBV core antigen，Anti-HBc）检测，HBsAg 阳性者进一步检测乙肝病毒 e 抗原（HBV e antigen，HBeAg）、乙肝病毒 e 抗原抗体（antibody to HBV e antigen，Anti-HBe），Anti-HBc 阳性但 HBsAg 阴性者加做 Anti-HBe。对于 ELISA 检测结果处于灰区或结果有矛盾的标本，使用美国雅培（Abbott）公司生产的 AXSAM 全自动检测仪及配套的微粒子酶免疫（microparticle enzyme immunoassay，MEIA）法检测试剂进行复核检测。

七、数据录入、上报与分析

（一）调查问卷录入

本次调查采用流行病学资料（epidemiology data，EpiData）3.1 软件建立个案调查数据库。由中国疾控中心下发录入程序，由经过统一培训的数据管理人员严格按照双录入的要求录入。问卷调查第一次录入在现场调查结束后由县级疾控中心完成，第二次录入在省级疾控中心完成，省级疾控中心对数据核对校验无误后上报中国疾控中心免疫规划中心。

（二）实验室数据合并

在中国疾控中心病毒病所肝炎室完成所有检测后，实验室检测结果数据库自动生成。中国疾控中心免疫规划中心通过条形识别码将实验室检测结果数据库与现场调查数据库对接合并，并负责各省数据的清洗。

（三）统计分析

采用统计分析软件 SAS 9.3 进行数据统计分析。

1. 分析方法　由于本次调查属复杂调查设计（同时包含了分层、整群及不等抽样概率等），故采用调查设计权重进行总体率的加权估计。采用泰勒级数线性法估计率的方差 $V[p]$，然后构建率估计值的 95%CI：$p \pm 1.96\sqrt{\hat{V}[p]}$。

2. 主要分析内容　不同地区、不同年龄组人群 HBsAg、Anti-HBs、Anti-HBc、HBV 等流行率；并将结果与 2006 年全国人群乙肝血清流行病学调查数据对比分析等。

八、检测结果反馈

中国疾控中心在标本检测完成后的一个月内将检测结果反馈各省疾控中心，再由省级疾控中心将检测结果反馈至各县级疾控中心，各县级疾控中心根据调查对象所选择的反馈方式逐级反馈给被调查对象。

九、质量控制

国家级和各省成立乙肝血清流行病学调查的流行病学和实验室专家组，负责对调查人员的培训和技术指导。

（一）调查方案质量控制

调查方案必须经权威专家论证后方可正式实施。

（二）调查对象抽取质量控制

各个疾病监测点调查的村委会由中国疾控中心统一抽取，原则上不得随意更改。如确

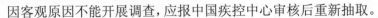

因客观原因不能开展调查,应报中国疾控中心审核后重新抽取。

（三）调查人员质量控制

在调查开始之前,应选择具有相应的工作能力和工作经验的调查人员、血标本采集人员、实验室工作人员和数据录入人员,并对其进行统一技术培训后方可参加调查工作。

（四）现场调查质量控制

采样时间控制在项目要求的时间范围内完成。对调查时不在现场的对象,应选择最佳时间对其回访调查,提高调查的应答率。现场调查时,血标本的采集率不能低于要求样本量的90%。中国疾控中心或省级疾控中心按照5%的比例随机抽查调查对象,进行相关信息复核,如发现调查质量存在问题,则要求县级疾控中心重新组织调查。

（五）标本采集及分离过程中的质量控制

各监测点按照方案要求,将采集的标本及时进行血清分离、分装,并粘贴条形码,要确保同一调查对象的所有资料及标本条形识别码完全一致。采样人员必须坚持实事求是的原则。如发现标本存在问题,则要求县级疾控中心重新组织调查。

（六）调查数据录入质量控制

调查后将问卷录入统一的数据库中,所有调查问卷均采取双录入,对录入的数据进行核对和逻辑校验。对有错误和缺失的数据,要及时与调查人员联系,核实情况并及时填补,交省级疾控中心审核。省级疾控中心完成双录入比较后方可上报数据库。中国疾控中心在数据清洗时,如发现问题较多者,退回所上报的数据库进行重新录入。

（七）实验室质量控制

1. 制订统一的实验室工作方案,保证采血、血清分离、分装、编码、运送符合实验室要求。采血器材统一由中国疾控中心病毒病所肝炎室提供,确保质量。

2. 中国疾控中心病毒病所肝炎室统一进行试剂采购,采购同一批次试剂,避免不同批次试剂间的误差。

3. 在同一实验室进行检测,并对实验室检测人员进行专业培训,保证检测的操作符合质量要求。

（八）数据分析质量控制

数据分析由统计专业人员和业务人员共同完成,保证分析方法和结果准确无误。

十、伦理审核

本调查方案(含知情同意书样本)经过中国疾控中心伦理审查委员会审批同意后实施。

本次调查将严格按照伦理委员会要求开展工作,并与被调查者签署知情同意书。签署知情同意书之前,被调查者应有足够的时间考虑是否参加本调查,应有机会询问有关调查的细节并得到详细的回答。在调查过程中,被调查者有权决定是否退出调查。

调查方应将本次血清学检测结果反馈给被调查者,并保护被调查者的个人信息不被泄露。

十一、组织分工

（一）国家级

国家卫生计生委全面负责本次调查的组织、领导与协调。

中国疾控中心负责本次调查方案的制订、人员培训、调查质量控制、资料收集与整理、数据统计分析,调查报告撰写等。

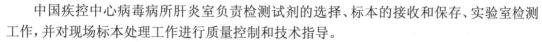

中国疾控中心病毒病所肝炎室负责检测试剂的选择、标本的接收和保存、实验室检测工作,并对现场标本处理工作进行质量控制和技术指导。

（二）省级

省级卫生行政部门负责本省调查工作的组织、领导与协调；省级疾控中心负责辖区内调查的组织、管理和技术指导,负责现场督导、人员培训、标本收集、送检、数据录入与上报。

各省应做好处理调查过程中发生的不可预见的特殊情况的应急准备。

（三）市、县级

市和县级卫生行政部门负责辖区内本次调查的组织领导和协调工作。市级疾控中心应发挥技术指导和督导作用,必要时应协助县级疾控中心按时完成此项调查。县级疾控中心负责组织调查人员,具体开展现场实施工作,包括个案调查、标本采集、血清分离与运送等,其中采血人员必须为有静脉采血经验的医务工作者。

十二、进度安排

（一）时间节点

2014 年 1～7 月　　研究方案制订及伦理审查；

2014 年 8～9 月　　完成调查表格的印制、调查人员的培训等前期准备工作；

2014 年 10 月　　开展现场调查,完成标本及资料上报；

2014 年 11～12 月　　完成血清标本的实验室检测工作；

2015 年 1～5 月　　完成数据核对、清洗和预分析,撰写调查报告,形成初稿；

2015 年 6～8 月　　组织专家对分析结果进行讨论、修改,完成最终调查报告。

（二）其他

如在现场工作中遇到台风、暴雨、洪涝灾害、地震等不可抗的自然或外界因素,造成调查工作难以实施,则省级卫生行政部门需尽早上报卫计委疾控局,经批复后方可按照批复时间延后开展。

附件：1. 全国 160 个疾病监测点调查样本分配及村委会（社区居委会）抽取表

2. 村委会（社区居委会）常住人口摸底登记表

3. 村委会（社区居委会）调查户（对象）抽取及调查登记表

4. 失访对象信息登记表

5. 知情同意书

6. 2014 年乙肝血清流行病学调查个案调查表

7. 血标本采集登记 / 送检表

8. 血标本保存登记表

附件1:

全国160个疾病监测点调查样本分配及村委会(社区居委会)抽取表

省	城乡	县	社区居委会(村委会)	各年龄(岁)组样本量			
				1～4	5～14	15～29	合计
北京	城市	东城区	北新桥街道十三条社区	54	38	38	130
			龙潭街道夕照寺社区	53	38	38	129
		通州区	中仓街道新华园社区	54	38	38	130
			台湖镇前营村委会	53	38	38	129
		合计		214	152	152	518
天津	城市	红桥区	咸阳北路街道红旗社区	54	38	38	130
			邵公庄街幸福里第一社区	53	38	38	129
	农村	蓟县	文昌街道安裕中区社区	67	48	48	163
			白涧镇田吉素村委会	67	48	48	163
		合计		241	172	172	585
辽宁	城市	沈阳市沈北新区	清水台街道二井社区	54	38	38	130
			清水街清水社区	53	38	38	129
		大连市沙河口区	中山公园街道长江社区	54	38	38	130
			南沙河口街道南沙社区	53	38	38	129
		鞍山市千山区	唐家房镇李氏村委	54	38	38	130
			大屯镇大屯村委	53	38	38	129
	农村	丹东市凤城市	凤凰城区城东社区	67	48	48	163
			大堡蒙古族乡武装村	67	48	48	163
		阜新蒙古族自治县	泡子镇泡子村委	67	48	48	163
			哈达户稍乡哈达户稍村	67	48	48	163
		辽阳市辽阳县	首山镇向阳寺村委	67	48	48	163
			柳壕镇蛤蜊坑村委	67	48	48	163
		合计		723	516	516	1755
山东	城市	青岛市市北区	敦化路街道敦化路	54	37	38	129
			小港街道海逸景园	53	38	38	129
		枣庄市薛城区	临城街道北城社区居委	54	37	38	129
			周营镇牛山村委	53	38	38	129
		烟台市芝罘区	奇山街道迎东社区居委	53	37	38	128
			幸福街道开源居委	53	38	38	129
		莱芜市莱城区	凤城街道官寺社区	53	38	38	129
			牛泉镇亓毛埠村委	53	38	38	129

省	城乡	县	社区居委会（村委会）	各年龄（岁）组样本量			
				1～4	5～14	15～29	合计
山东	农村	淄博市沂源县	历山街道胜利山居委	67	46	47	160
			中庄镇焦家上庄村委	66	47	47	160
		烟台市蓬莱市	蓬莱阁街道抹直口社区	67	46	47	160
			村里集镇村里集村委	66	47	47	160
		潍坊市高密市	密水街道梨园居民委	67	46	47	160
			阚家镇东于家埠村委	66	47	47	160
		临沂市莒南县	十字路街道滨海居委	67	46	47	160
			洙边镇东书院村委	66	47	47	160
		合计		958	673	680	2311
河北	城市	唐山市开平区	开平街道东新苑社区	32	22	23	77
			栗园镇双庙村委会	31	23	22	76
		秦皇岛市海港区	河东街道新开里社区	32	22	23	77
			白塔岭街道海政里社区	31	23	22	76
		张家口市桥东区	胜利北路街道德胜街社区	32	22	23	77
			姚家庄镇小辛庄村村委	31	23	22	76
	农村	唐山市迁西县	栗乡街道山庄里居委	23	16	17	56
			新集镇东岗村村委	23	17	16	56
		邯郸市磁县	观台镇一街村委	23	16	17	56
			都党乡中莲花村委	23	17	16	56
		邯郸市武安市	大同镇南冯昌村委	23	16	17	56
			西土山乡西寨子村委	23	17	16	56
		张家口市宣化县	大仓盖镇大仓盖村委	23	16	17	56
			东望山乡周顶屯村委	23	17	16	56
		承德市丰宁满族自治县	万胜永乡下洼子村委	23	16	17	56
			大阁办事处双新居委	23	17	16	56
		合计		419	300	300	1019
山西	城市	太原市杏花岭区	巨轮街道上北关社区	32	22	23	77
			职工新街街道洋灰桥社区	31	23	22	76
		朔州市朔城区	南城街道东关村委	32	22	23	77
			小平易乡安庄村委	31	23	22	76
	农村	阳泉市平定县	冠山镇二道街居委	23	16	17	56
			张庄镇上马郡头村委	23	17	16	56
		长治市壶关县	龙泉镇四家池村委	23	16	17	56
			黄山乡下好牢村委	23	17	16	56
		运城市绛县	横水镇乔寺村委	23	16	17	56
			郝庄乡西郝村委	23	17	16	56
		吕梁市临县	林家坪镇高家圪台村委	23	16	17	56
			大禹乡佛堂峪村委	23	17	16	56
		合计		310	222	222	754

省	城乡	县	社区居委会（村委会）	各年龄（岁）组样本量			
				1～4	5～14	15～29	合计
吉林	城市	长春市南关区	民康街道西门里社区	32	22	23	77
			桃源街道桃源社区	31	23	22	76
		吉林市丰满区	红旗街道联合社区	32	22	23	77
			小白山乡腰屯村	31	23	22	76
	农村	长春市德惠市	惠发街道周家村	25	16	17	58
			菜园子镇田家村	25	16	17	58
		通化市集安市	团结街道育才社区	24	16	17	57
			清河镇青沟村委	25	16	16	57
		延边龙井市	龙门街道维新社区	24	16	17	57
			延边龙井市老头沟镇	25	16	16	57
		合计		274	186	190	650
黑龙江	城市	哈尔滨市南岗区	芦家街道平治社区	32	21	22	75
			保健路街道省新华印刷厂社区	31	22	22	75
		齐齐哈尔市梅里斯达斡尔族区	梅里斯街道胜利居委	31	22	21	74
			共和镇敖宝村委	31	21	22	74
		鸡西市梨树区	穆棱街道卫东社区	31	22	22	75
			石磷街道石磷社区	31	21	22	74
		大庆市大同区	新华街道新电社区	31	22	22	75
			林源镇对喜村委	31	21	22	74
	农村	齐齐哈尔市依安县	依龙镇庆丰村委	23	16	17	56
			阳春乡精进村委	23	17	16	56
		双鸭山市宝清县	七星泡镇向华村委	23	16	17	56
			八五二农场一分场	23	17	16	56
		佳木斯市桦川县	悦来镇悦强村委	23	16	17	56
			梨丰乡昌盛村委	23	17	16	56
		合计		387	271	274	932
河南	城市	郑州市中原区	桐柏路街道风和日丽社区	32	22	23	77
			航海西路街道后河卢村	31	23	22	76
		洛阳市吉利区	大庆路街道康乐社区	32	22	23	77
			吉利乡白坡村委	31	23	22	76
		信阳市浉河区	金牛山街道华森居委	32	22	23	77
			游河乡高台村委	31	23	22	76

省	城乡	县	社区居委会（村委会）	各年龄（岁）组样本量			
				1～4	5～14	15～29	合计
河南	农村	洛阳市新安县	五头镇北沟村委	23	16	17	56
			石井镇山头村委	23	17	16	56
		安阳市滑县	城关镇珠照村委	23	16	17	56
			四间房乡大吕庄村委	23	17	16	56
		新乡市辉县市	常村镇王村铺村委	23	16	17	56
			赵固乡东耿村委	23	17	16	56
		南阳市唐河县	郭滩镇李庄村委	23	16	17	56
			城郊乡刘马洼村委	23	17	16	56
		商丘市睢县	城关镇西门里村委	23	16	17	56
			董店乡董东村委	23	17	16	56
		合计		419	300	300	1019
湖北	城市	武汉市江岸区	大智街道吉庆社区	32	22	23	77
			二七街道161社区	31	23	22	76
		黄石市黄石港区	沈家营街道沈家营社区	32	22	23	77
			红旗桥街道市建村社区	31	23	22	76
		宜昌市伍家岗区	宝塔河街道古塔社区	32	22	23	77
			伍家乡南湾村委	31	23	22	76
	农村	襄樊市谷城县	盛康镇竹园街社区	23	16	17	56
			五山镇杨家老湾村委	23	17	16	56
		孝感市云梦县	伍洛镇伍洛寺社区	23	16	17	56
			沙河乡缸河岭村委	23	17	16	56
		省直属天门市	竟陵街道东湖居委	23	16	17	56
			彭市镇同乐村	23	17	16	56
		合计		327	234	234	795
内蒙古	城市	呼和浩特市回民区	光明路街道沿河社区	66	47	47	160
			攸攸板镇刀刀板村居委	66	47	47	160
		巴彦淖尔市临河区	北环街道二居委	66	47	47	160
			城关镇宿亥村委	66	47	47	160
	农村	赤峰市巴林右旗	赛罕街道办巴彦汉社区	32	22	23	77
			索博日嘎镇塔西村	31	23	22	76
		通辽市开鲁县	开鲁镇小城子村村委	32	22	23	77
			小街基镇兴安村委	31	23	22	76
		锡林郭勒盟苏尼特右旗	赛汉塔拉镇玛拉沁社区	32	22	23	77
			朱日和镇榆树村委	31	23	22	76
		合计		453	232	232	1099

省	城乡	县	社区居委会（村委会）	各年龄（岁）组样本量			
				1～4	5～14	15～29	合计
陕西	城市	铜川市王益区	红旗街街道育才社区	67	48	48	163
			黄堡镇罗寨村委	67	48	48	163
	农村	宝鸡市眉县	首善镇景贤社区	32	22	23	77
			汤峪镇讲渠村委	31	23	22	76
		渭南市华阴市	岳庙街道亭子巷村委	32	22	23	77
			华山镇南洞村委	31	23	22	76
		延安市洛川县	凤栖镇解放路居委	32	22	23	77
			石头镇黄龙山村委	31	23	22	76
		安康市汉阴县	城关镇北街社区	32	22	23	77
			平梁镇清河村委	31	23	22	76
			合计	386	276	276	938
甘肃	城市	天水市麦积区	道南街道羲皇社区	66	47	47	160
			中滩镇张白村村委	66	47	47	160
		张掖市甘州区	南街街道泰安社区	66	47	47	160
			新墩镇西关村委	66	47	47	160
	农村	白银市景泰县	一条山镇人民路居委	32	22	23	77
			草窝滩镇西和村委	31	23	22	76
		酒泉市敦煌市	沙州镇北街社区	32	22	23	77
			莫高镇五墩村委	31	23	22	76
		甘南藏族临潭县	城关镇城中社区	32	22	23	77
			羊永乡羊永村委	31	23	22	76
			合计	453	323	323	1099
青海	城市	西宁市城中区	饮马街街道上滨河路社区	67	47	48	162
			总寨镇张家庄村	67	47	48	162
	农村	海东地区平安县	平安镇湟中路社区	32	22	23	77
			洪水泉回族乡洪水泉村	31	23	22	76
		海北地区门源回族自治县	浩门镇第四居委会	32	22	23	77
			东川镇甘沟村委	31	23	22	76
			合计	260	184	186	630
宁夏	城市	银川市兴庆区	银古路八一社区	69	48	48	165
			大新镇新渠稍村委	69	48	48	165
	农村	宁夏沙坡头区	滨河镇东方红居委	32	22	23	77
			镇罗镇刘庄村委	31	23	22	76
			合计	201	141	141	483

续表

省	城乡	县	社区居委会（村委会）	各年龄（岁）组样本量			
				1～4	5～14	15～29	合计
新疆	城市	乌鲁木齐市天山区	胜利路街道羊毛湖社区	67	47	48	162
			新华北路街道红旗路社区	67	47	48	162
	农村	阿克苏地区新和县	新和镇新城社区	32	22	23	77
			排先拜巴扎乡库木库勒村	31	23	22	76
		喀什地区莎车县	莎车镇东关社区	31	21	22	74
			阿尔斯兰巴格乡墩美其村	31	21	21	73
		和田地区和田县	巴格其镇良种场居委	31	21	22	74
			布扎克乡巴斯亚村委	31	21	22	74
		伊犁哈萨克新源县	新源镇光明路社区	32	22	23	77
			塔勒德镇玉什托别村	31	23	22	76
			合计	384	268	273	925
上海	城市	黄浦区	半淞园路街道瞿二居委	45	31	32	108
			五里桥街道丽园居委	44	32	31	107
		松江区	方松街道檀香居委	45	31	32	108
			九亭镇亭源居委	44	32	31	107
			合计	178	126	126	430
江苏	城市	南京市浦口区	江浦街道求雨山社区	45	31	32	108
			永宁镇友联村委	44	32	31	107
		徐州市云龙区	彭城街道晓光社区	45	31	32	108
			黄山街道工院居委	44	32	31	107
		苏州市吴中区	长桥街道天怡居委	45	31	32	108
			木渎镇白塔居委	44	32	31	107
	农村	苏州市张家港市	锦丰镇西界港村委	41	29	29	99
			金港镇元丰社区居委	41	29	29	99
		淮安市金湖县	闵桥镇金桥村委	41	29	29	99
			戴楼镇衡阳村委	41	29	29	99
		盐城市响水县	响水镇城南居委	41	29	29	99
			大有镇民强村委	41	29	29	99
			合计	513	363	363	1239
浙江	城市	杭州市下城区	潮鸣街道艮园社区	45	31	32	108
			东新街道东新园社区	44	32	32	108
		金华市婺城区	西关街道寺后皇居委	45	31	32	108
			乾西乡坛里郑村委	44	32	32	108
	农村	宁波市奉化市	锦屏街道南门居委	41	29	29	99
			溪口镇新建村委	41	29	29	99
		嘉兴市桐乡市	梧桐街道庆丰居委	41	29	29	99
			石门镇颜井桥村委	41	29	29	99
		湖州市安吉县	递铺镇天目社区	41	29	29	99
			杭垓镇松坑村委	41	29	29	99
		丽水市遂昌县	妙高街道城北社区	41	29	29	99
			大柘镇柘溪下村委	41	29	29	99
			合计	506	358	360	1224

省	城乡	县	社区居委会（村委会）	各年龄（岁）组样本量			
				1～4	5～14	15～29	合计
福建	城市	三明市梅列区	列东街道梅岭社区	45	31	32	108
			徐碧街道五路社区	44	32	32	108
		宁德市蕉城区	漳湾镇兰田村委	45	31	32	108
			金涵畲族乡灵坑村委	44	32	32	108
	农村	泉州市惠安县	螺城镇霞张居委	42	29	30	101
			涂寨镇瑞东村委	41	30	30	101
		南平市建瓯市	芝山街道都御坪居委	41	30	30	101
			东游镇墩上村委	41	29	30	100
		龙岩市永定县	湖坑镇洪坑村委	42	29	30	101
			高头乡高东村委	41	30	30	101
		合计		426	303	308	1037
广东	城市	广州市越秀区	东山街道达道北社区	45	31	32	108
			登峰街道西坑社区	44	32	31	107
		汕尾市城区	凤山街道凤翔社区	45	31	32	108
			东涌镇洪流村委	44	32	31	107
		云浮市云城区	云城街道金龙居委	45	31	32	108
			思劳镇鸡村村委	44	32	31	107
	农村	韶关市南雄市	雄州街道胜利街居委	41	29	29	99
			水口镇石庄村委	41	29	29	99
		肇庆市四会市	东城街道陶丽居委	41	29	29	99
			石狗镇程村村委	41	29	29	99
		梅州市五华县	潭下镇潭下社区	41	29	29	99
			华阳镇华南村委	41	29	29	99
		合计		513	363	363	1239
安徽	城市	马鞍山市雨山区	安民街道鸳鸯社区	59	42	42	143
			佳山乡印山村委	59	42	42	143
		安庆市大观区	集贤路街道南庄岭社区	59	42	42	143
			十里乡十里村委	59	42	42	143
		巢湖市居巢区	中庙街道中庙居委	59	42	42	143
			中埠镇滨湖村委	59	42	42	143
	农村	滁州市天长市	天长街道园林社区	49	34	35	118
			杨村镇联合村委	48	35	34	117
		亳州市蒙城县	板桥集镇陶袁村委	49	34	35	118
			王集乡许寨村委	48	35	34	117
		宣城市泾县	茂林镇茂林居委	49	34	35	118
			昌桥乡昌桥村委	48	35	34	117
		合计		645	459	459	1563

续表

省	城乡	县	社区居委会（村委会）	各年龄（岁）组样本量			
				1～4	5～14	15～29	合计
江西	城市	南昌市东湖区	百花洲街道南湖路社区	60	42	42	144
			豫章街道江药社区	60	42	42	144
		赣州市章贡区	赣江街道天竺山居委	60	42	42	144
			沙石镇南田村委	60	42	42	144
	农村	九江市武宁县	豫宁街道东渡村居委	49	34	35	118
			横路乡横路村委	48	35	34	117
		赣州市龙南县	杨村镇新蔡村委	49	34	35	118
			夹湖乡新城村委	48	35	34	117
		宜春市上高县	锦江镇团结村委	49	34	35	118
			新界埠乡光明村委	48	35	34	117
			合计	531	375	375	1281
湖南	城市	长沙市天心区	坡子街街道西牌楼社区	59	42	42	143
			青园街道青园社区	59	42	42	143
		常德市武陵区	城北街道柏子园居委	59	42	42	143
			丹洲乡丹砂村委	59	42	42	143
		郴州市苏仙区	王仙岭街道王仙岭社区	59	42	42	143
			五盖山镇小岔村委	59	42	42	143
	农村	长沙市浏阳市	大瑶镇天和社区	49	34	35	118
			小河乡皇碑村委	48	35	34	117
		岳阳市平江县	梅仙镇下白村委	49	34	35	118
			开发区童家岭居委	48	35	34	117
		怀化市洪江市	江市镇红莲村委	49	34	35	118
			太平乡黎溪村委	48	35	34	117
		湘西凤凰县	沱江镇古城社区	49	34	35	118
			禾库镇禾库村委	48	34	34	116
			合计	742	527	528	1797
海南	城市	海口市美兰区	海甸街道福安社区	60	42	44	146
			三江镇三江村委	60	42	44	146
	农村	定安县	定城镇沿江社区	49	34	35	118
			龙门镇龙门村委	49	34	35	118
			合计	218	152	158	528
广西	城市	柳州市柳北区	雀儿山街道跃进社区	59	42	42	143
			长塘镇鹧鸪江村	59	42	42	143
		桂林市秀峰区	丽君街道桃花江社区	59	42	42	143
			甲山街道甲山村委	59	42	42	143

省	城乡	县	社区居委会（村委会）	各年龄（岁）组样本量			
				1～4	5～14	15～29	合计
广西	农村	南宁市宾阳县	黎塘镇解放路社区	23	16	17	56
			中华镇育才村委	23	17	16	56
		北海市合浦县	公馆镇扫管村委	23	16	17	56
			星岛湖乡洋江村委	23	17	16	56
		百色市凌云县	逻楼镇烂村村委	23	16	17	56
			沙里瑶族乡果卜村委	23	17	16	56
		河池市罗城仫佬族自治县	龙岸镇八联村委	23	16	17	56
			乔善乡乔善社区	23	17	16	56
		合计		420	300	300	1020
重庆	城市	万州区	太白街道和平路社区	60	42	43	145
			分水镇王兴村委	60	42	43	145
		大足区	龙岗街道翠屏社区	60	42	43	145
			石马镇白光村委	60	42	43	145
		合计		240	168	172	580
四川	城市	成都市青羊区	汪家拐街道文庙社区	59	42	42	143
			文家街道七里沟社区	59	42	42	143
		攀枝花市仁和区	仁和镇湾庄社区	59	42	42	143
			大龙潭彝族乡大龙潭村	59	42	42	143
	农村	成都市彭州市	天彭镇外北街社区	23	16	17	56
			隆丰镇西北村	23	17	16	56
		内江市资中县	宋家镇宋家村委	23	16	17	56
			马鞍镇麦子湾村委	23	17	16	56
		南充市西充县	晋城镇南街居委	23	16	17	56
			莲池乡礁碑寺村委	23	17	16	56
		雅安市汉源县	九襄镇梨坪村委	23	16	17	56
			前域乡前域社区	23	17	16	56
		甘孜藏族康定县	炉城镇第一居委	23	16	17	56
			舍联乡舍联村委	23	17	16	56
		凉山彝族越西县	越城镇新村村委	23	16	17	56
			保安藏族乡梨花村委	23	17	16	56
		合计		512	366	366	1244
贵州	城市	遵义市红花岗区	延安路街道延安路社区	59	42	42	143
			海龙镇海龙镇温泉村	59	42	42	143
	农村	遵义市湄潭县	永兴镇永兴镇界溪村委	23	16	17	56
			西河乡西河乡河沟坝村	23	17	16	56
		铜仁玉屏侗族自治县	大龙镇街上居委	23	16	17	56
			田坪镇田冲村委	23	17	16	56
		黔东南施秉县	双井镇双井村委	23	16	17	56
			马号乡金钟村委	23	17	16	56
		黔南苗族独山县	基长镇基长居委	23	16	17	56
			本寨水族乡丙约村委	23	17	16	56
		合计		302	216	216	734

续表

省	城乡	县	社区居委会（村委会）	各年龄（岁）组样本量			
				1～4	5～14	15～29	合计
云南	城市	玉溪市红塔区	北城街道古城社区	59	42	42	143
			研和街道南厂社区	59	42	42	143
	农村	玉溪市通海县	秀山街道庆丰社区	23	16	17	56
			杨广镇五脑山村委	23	17	16	56
		文山壮族广南县	八宝镇老寨村委	23	16	17	56
			板蚌乡永怀村委	23	17	16	56
		西双版纳勐腊县	勐腊镇曼纳伞村委	23	16	17	56
			象明彝族乡安乐村委	23	17	16	56
		大理白族祥云县	下庄镇下庄村委	23	16	17	56
			鹿鸣乡鹿鸣村委	23	17	16	56
		怒江傈僳兰坪白族普米族自治县	通甸镇下甸村委	23	16	17	56
			兔峨乡兔峨村委	23	17	16	56
		合计		348	249	249	846
西藏	城市	拉萨市城关区	八廓办事处夏沙苏居委	60	42	42	144
			蔡公堂乡白定村	60	42	42	144
	农村	拉萨市墨竹工卡县	工卡镇工卡村	23	16	17	56
			尼玛江日乡宗雪村	23	17	16	56
		林芝地区米林县	米林镇米林村	13	8	9	30
			卧龙镇麦村	13	8	9	30
			扎绕乡江热村	13	8	9	30
			里龙乡德吉新村	13	9	8	30
		山南地区乃东县	泽当镇乃东居委	23	16	17	56
			索珠乡卡当村	23	17	16	56
		日喀则市江孜县	江孜镇宗堆社区	13	8	8	29
			卡堆乡增麻村	13	8	9	30
			重孜乡玉堆村	13	8	9	30
			年堆乡努玛村	12	9	8	29
		合计		315	216	219	750
合计				12 818	9082	9124	31 024

附件2:

村委会(社区居委会)常住人口摸底登记表

调查点:_____省(市)_____县_____村委会(社区居委会)　　　　　调查村编号_____

户编号	姓名(本人)	性别	出生日期	父亲姓名	母亲姓名	本人身份证号码	年龄分组(岁)			备注
							1~4	5~14	15~29	

说明:

1. 调查村编号　各县根据抽取的村数,按照村名汉语拼音首字母排序分别按照1、2、3顺序编号;户编号:根据摸底登记顺序编号。

2. 年龄分组　根据出生日期,在相应年龄组打"√"。

3. 各村委会(社区居委会)完成摸底登记后,将电子版逐级上报中国疾控中心免疫规划中心。

附件3：

村委会（社区居委会）调查户（对象）抽取及调查登记表

调查点：_____省（市）_____县_____村委会（社区居委会）　　　　　　调查村编号_____

户编号	姓名	性别	出生日期	身份证号码	现场记录			第一次无应答原因	调查时间
					问卷	采血	条形码号		

说明：

1．户编号与摸底登记表一致。

2．现场记录中，接受问卷调查或采血者，在空格内打"√"；条形码号：将粘贴在个案调查表、采血管上的条形码号详细记录在表中。

3．第一次无应答原因　①外出；②拒绝；③不详。

4．调查时间　填写调查对象的实际采血和个案调查的时间。如初次调查失访而后续随访到的对象，填写最后随访时间。

附件 4：

失访对象信息登记表

调查点：_____省（市）_____县_____社区居委会（村委会）　　　　　　调查村编号_____

户编号	姓名	性别	出生日期	最终失访原因

说明：
最终失访原因　①外出未归；②拒绝；③其他：详细注明。

附件 5：

知情同意书

您好！

　　我们是_____疾病预防控制中心工作人员。

　　乙型病毒性肝炎（乙肝）是危害我国人民健康的重要传染病之一，中国有着全世界三分之一的乙肝病毒携带者。为了掌握我国乙肝的感染现状，评价防控措施效果，国家卫生和计划生育委员会决定"十二·五"期间在全国范围内开展 1～29 岁人群乙肝血清流行病学调查工作。

　　本次调查我们需要向您了解一些关键信息：一般情况、肝炎患病史、甲／乙肝疫苗免疫情况等信息，大约需要 5 分钟时间。在填写问卷后还需要采集您的血液标本 5ml（<5 岁儿童采集血标本 3ml）进行相关指标的实验室检查。

　　调查和采血都不会对您的健康造成伤害，您的血样还会获得免费检测。但在采血时可能导致局部疼痛、局部出血，极少数人可能会由于紧张而出现晕厥等情况，只需休息片刻即可恢复，无需进行特殊治疗。血清的保存和使用严格按照国家的相关规定和要求执行，同时我们保证对调查中所有可能涉及您个人及家人隐私的问题给予严格保密。血标本仅用于本次研究，研究结束后将立即销毁。对于调查中涉及的健康问题，我们可以为您提供相关咨询。

　　本次调查是完全自愿的。您参加调查与否不会对您的工作、学习生活产生任何影响。在调查中，您可以拒绝回答任何您不愿回答的问题。您可以在任何时候撤回您的同意书并退出调查而不会因此受到任何处罚。

　　在调查后我们还将会向您反馈检验结果，请选择您愿意采取的反馈方式：①邮寄；②电话；③短信；④电子邮件；⑤由当地疾病预防控制中心人员转交；⑥其他方式（请注明）_____；⑦无需反馈。如果您有不理解的问题或有什么建议，请您提出来，我们将尽力帮助，您也可以直接联系我们的调查办公室：联系电话：_____，联系人：_____。

　　我们衷心地希望这项调查能够得到您和您家人的大力支持和合作！

　　如您同意参加我们这项调查，请在下面空白处签字。谢谢！

本人／监护人签字：　　　　　　　　　　　　　　代签人签字：

日期：_____年____月____日

_____疾病预防控制中心
_____年____月____日

调查员签字：_____

附件6：

2014年乙肝血清流行病学调查个案调查表

调查点：____省（自治区、直辖市）_____县（区／市／旗）_____村（居委会）
调查疾病监测点编码（县国标码）：_____　　□□□□□□
调查单位：_____
调查者：_____
调查时间：_____年___月___日　　　□□□□/□□/□□
审核者：_____
审核时间：_____年___月___日　　　□□□□/□□/□□

---

1. 基本情况

1.1　姓名：_____

1.2　联系电话：_____

1.3　身份证号：_____　　□□□□□□□□□□□□□□□□□□

1.4　性别：①男；②女　　□

1.5　出生日期：_____年___月___日　　□□□□/□□/□□

1.6　民族：　　□
　　　①汉族；②蒙古族；③藏族；④维吾尔族；⑤壮族；⑥回族；
　　　⑦其他（请注明）_____　　□

1.7　职业（≥18岁人群填写）：　　□
　　　①农民；②工人；③干部／职员；④学生；⑤教师；⑥医护人员；
　　　⑦公共场所服务人员；⑧其他，_____。

1.8　文化程度（≥18岁人群填写）：　　□
　　　①文盲；②小学；③初中；④高中（中专）；⑤大学及以上

1.9　婚姻（≥18岁人群填写）：　　□
　　　①未婚；②已婚。

2. 肝炎患病史

2.1　既往是否乙肝病毒表面抗原阳性：①是；②否；③不详　　□
　　　如既往已知乙肝病毒表面抗原阳性，则
　　2.1.1　首次发现乙肝病毒表面抗原阳性的年份：_____年　　□□□□
　　2.1.2　最近一次医院诊断您的乙肝疾病状态为：　　□
　　　　　①乙肝病毒携带者；②慢性乙肝；③肝硬化；④肝癌；⑤不详
　　2.1.3　最后一次给你做出乙肝诊断的医院级别为：　　□
　　　　　①乡级卫生医院；②县级医院；③市级及以上级别医院

86

2.2　既往是否被诊断患过甲型病毒性肝炎？①有；②无；③不详　　　　　□

2.3　既往是否被诊断患过戊型病毒性肝炎？①有；②无；③不详　　　　　□

2.4　既往是否被诊断为丙型病毒性肝炎？①有；②无；③不详　　　　　　□

3. 疫苗接种史

3.1　是否接种过乙肝疫苗？①是；②否；③不详　　　　　　　　　　　　□

　　　3.1.1　如接种过，共接种_____针。

　　　3.1.2　接种信息来源：　　　　　　　　　　　　　　　　　　　　□

　　　①预防接种证；②预防接种卡/簿；③预防接种信息管理系统；④本人或家长回忆

3.2　是否接种过甲肝疫苗：①是；②否；③不详　　　　　　　　　　　　□

　　　3.2.1　如接种过，共接种_____针。

　　　3.2.2　接种信息来源：　　　　　　　　　　　　　　　　　　　　□

　　　①预防接种证；②预防接种卡/簿；③预防接种信息管理系统；④本人或家长回忆

4. 其他（仅<15岁儿童填写）

4.1　出生地点：　　　　　　　　　　　　　　　　　　　　　　　　　　□

　　　①市级以上医院；②县级医院；③乡级卫生院；④在家；⑤不详

4.2　乙肝疫苗接种信息

　　　4.2.1　乙肝疫苗接种信息来源：　　　　　　　　　　　　　　　　□

　　　①预防接种证；②预防接种卡/簿；③预防接种信息管理系统；④本人或家长回忆

　　　4.2.2　乙肝疫苗接种时间

乙肝疫苗	是否接种	接种时间	接种疫苗种类	接种疫苗剂量
第1针	□ ①接种； ②未接种	①___年__月__日； ②不详	□ ①国产啤酒酵母疫苗； ②CHO疫苗； ③汉逊酵母疫苗； ④进口啤酒酵母疫苗； ⑤国产血源疫苗； ⑥不详	□ ①5微克； ②10微克； ③20微克； ④不详
第2针	□ ①接种； ②未接种	①___年__月__日； ②不详	□ ①国产啤酒酵母疫苗； ②CHO疫苗； ③汉逊酵母疫苗； ④进口啤酒酵母疫苗； ⑤国产血源疫苗； ⑥不详	□ ①5微克； ②10微克； ③20微克； ④不详
第3针	□ ①接种； ②未接种	①___年__月__日； ②不详	□ ①国产啤酒酵母疫苗； ②CHO疫苗； ③汉逊酵母疫苗； ④进口啤酒酵母疫苗； ⑤国产血源疫苗； ⑥不详	□ ①5微克； ②10微克； ③20微克； ④不详

乙肝疫苗	是否接种	接种时间	接种疫苗种类	接种疫苗剂量
最后1针	□ ①接种； ②未接种	①___年__月__日； ②不详	□ ①国产啤酒酵母疫苗； ② CHO 疫苗； ③汉逊酵母疫苗； ④进口啤酒酵母疫苗； ⑤国产血源疫苗； ⑥不详	□ ① 5 微克； ② 10 微克； ③ 20 微克； ④不详

4.3 甲肝疫苗接种信息

    4.3.1 甲肝疫苗接种信息来源：   □

    ①预防接种证；②预防接种卡 / 簿；③预防接种信息管理系统；④本人或家长回忆

    4.3.2 甲肝疫苗接种时间

甲肝疫苗	是否接种	接种时间	接种疫苗种类
第 1 针	□ ①接种；②未接种	___年__月__日	□ ①减毒活疫苗 ②灭活疫苗
第 2 针	□ ①接种；②未接种	___年__月__日	□ ①减毒活疫苗 ②灭活疫苗

4.4 母亲乙肝病毒表面抗原检测情况：①阴性；②阳性；③未测或不详   □

    如果母亲乙肝病毒表面抗原阳性，

    4.4.1 您是否接种过乙肝免疫球蛋白？①是；②否；③不清楚   □

    如果接种过乙肝免疫球蛋白，

    4.4.2 共接种乙肝免疫球蛋白_____针；   □

    4.4.3 第一针乙肝免疫球蛋白接种剂量：① 100IU；② 200IU；③不详   □

    4.4.4 第一针乙肝免疫球蛋白接种时间：___年__月__日

    □□□□ / □□ / □□

问卷填表说明：

1．现场调查时，仅填写表的左半部的问卷部分（在相应的选项上打"√"或在相应的＿＿上填写），右边编码部分待审核结束后由审核员统一填写。

2．本表每个被调查对象一份，请认真填写每一项，不得缺项；应避免错项与逻辑不符等现象。

3．调查疾病监测点编码（县国标码）：各个监测点的编号请严格按照工作手册中160个疾病监测点的国标编码（6位数）填写。

4．条形识别码　收集血标本后的问卷调查与血标本均张贴条形识别码，条形码1式7份，其中1份在问卷调查的右上角；4份分别粘贴在2个血清冻存管、1个采血管、1个血凝块管；另2份为备用。条形识别码为10位数，粘贴条形识别码后，将条形识别码上的10位数学填写在调查问卷的相对位置。

5．出生日期（1.5）　按阳历询问和填写，如果只记得阴历，出生日期在1992年1月1日以后（包括1992年1月1日）的，由调查员查阴阳历对照表换成阳历或查阅户口册、免疫卡、出生记录卡等；出生日期在1992年1月1日以前的，则将阴历出生日期延后一个月作为阳历出生日期。年份填写为四位，月份填写二位，日期为二位，如出生日期1991年5月23日，为阴历，应调查问卷中填写阳历为1991/06/23。如果只记得出生年份，不记得具体出生月日，则以6月30日为准，不记得具体出生日，则以15日为准。

6．职业（1.7）　≥18岁人群填写。①农民：持农业户口的公民；②工人：身份为工人，户口为非农业人口的公民；③干部／职员：所有属干部身份的国家公职人员和离退休人员，包括一般干部、行政和专业技术干部；④学生：在学校就读的人员，如高中生、大学生、研究生等；⑤教师：在教育机构（如学校）中担任教育、教学工作的人员；⑥医护人员：在各级医疗机构从事医疗活动的所有人员，包括离退休人员；⑦公共场所服务人员：包括商业、旅游及娱乐业、餐饮场所、健身场所等服务人员；⑧其他：未包括在以上各类的其他人员。

7．文化程度（1.8）　≥18岁人群填写。①文盲：指18岁及以上不能识字或识字不足1000个，或识字1000个以上但不能读通俗书报，不能写便条的人；②小学：接受小学教育5年或6年的毕业、肄业及在校学生，包括能阅读通俗书报、能写便条、达到扫盲教育标准的人；③初中：接受初等教育7～9年的毕业、肄业及在校学生；④高中（中专）：接受初等教育10～12年教育的普通高中、职业高中和中等职业的毕业、肄业及在校学生；⑤大学及以上：指接受高等教育为大学专科及以上（或高等职业教育）的毕业、肄业生及在校学生。

8．婚姻（1.9）　①未婚：指尚未结婚者；②已婚：指已结过婚的人。

9．肝炎患病史以被调查对象或家长回忆为主。

10．疫苗接种史　乙肝疫苗"最后1针"是指距调查时间最近的1次接种。

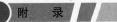

附件 7：

血标本采集登记/送检表

调查点：＿＿＿＿＿＿＿＿省（自治区、市）＿＿＿＿＿＿＿县（区/市/旗）＿＿＿＿＿＿＿村（居委会）
采血人：＿＿＿＿＿＿＿；　　　　　　　　　　　　采血时间：＿＿＿＿年＿＿月＿＿日

条形识别码	姓名	出生日期	血清及血凝块状态		
			A管	B管	C管

填表说明：

1. 条形识别码号　与个案调查表、采血管上条形识别码一致。

2. A管血清状况　①血量充足，状态良好；②血清量不足 0.8ml；③溶血。

3. B管血清状况　①有；②无。

4. C管（血凝块）状况　①有；②无。

实验室人员：＿＿＿＿＿＿　血清分离时间：＿＿＿＿＿年＿＿月＿＿日

附件8:

血标本保存登记表

_____省，字母码：_____，省国标码：_____。

标本代码：_____（A管：0.8ml血清，B管：其余所有血清，C管：血凝块）。

冷冻盒序列号	第1个标本的条形识别码号	最后1个标本的条形识别码号	标本数量	村名

标本运送日期：_____月___日___年　标本运送人_____
标本接收日期：_____月___日___年　标本接收人_____

填表说明：

1. 各省、自治区、直辖市字母码采用统一代码，如北京市为BJ。

2. 冷冻盒的编号须用数字编号，各省、自治区、直辖市的字母码（2位）+监测点国际码+村编号+冷冻物的代号（0.8ml血清为A，其余血清保存冷冻管为B，血凝块管为C）+冷冻盒号，假如每个冷冻盒存放100份标本如北京市东城市第二个行政村第195份0.8ml的血清冷冻盒号码则为BJ-110101-2-A-2。

各省、自治区、直辖市字母码如下：北京（BJ）、天津（TJ）、河北（HE）、山西（SX）、内蒙古（NM）、辽宁（LN）、吉林（JL）、黑龙江（HL）、上海（SH）、江苏（JS）、浙江（ZJ）、安徽（AH）、福建（FJ）、江西（JX）、山东（SD）、河南（HA）、湖北（HB）、湖南（HN）、广东（GD）、广西（GX）、四川（SC）、贵州（GZ）、云南（YN）、西藏（XZ）、陕西（SN）、甘肃（GS）、青海（QH）、宁夏（NX）、新疆（XJ）、海南（HI）、重庆（CQ）

乙型肝炎病毒表面抗原阳性人群随访调查方案

一、背景

乙型病毒性肝炎（乙肝）是一种严重危害人类健康的传染性疾病。我国 2006 年乙肝血清流行病学调查（乙肝流调）结果显示，我国 1～59 岁人群乙型肝炎病毒表面抗原（HBsAg）携带率为 7.18%，以此推算我国 HBsAg 携带人群约 9300 万，其中有相当多的人可能转变成慢性乙肝、乙肝肝硬化，甚至原发性肝细胞癌（HCC），严重危害我国人民身体健康，并带来严重的社会负担和经济负担。

在乙肝病毒（HBV）感染的转归和机制研究方面，建立基于社区自然人群 HBsAg 阳性的 HBV 感染转归及机制的研究队列，研究制定预防和减缓社区 HBV 感染者向乙肝相关疾病转归的策略，对我国乙肝防控具有重要意义。2010 年中国疾病预防控制中心（疾控中心）对 2006 年乙肝流调发现的 4150 名 HBsAg 阳性人群开展了回访调查，摸清了随访对象的疾病状态。历经 4 年，有必要继续对该队列人群继续开展随访，了解疾病状态的转变。

二、研究目的

对 2006 年全国乙肝流调发现的 HBsAg 阳性人群开展随访调查，了解就医行为及疾病状态，为制订我国乙肝防治工作提供参考数据。

三、研究内容与方法

（一）研究对象

2006 年全国乙肝流调发现的 HBsAg 阳性人群。

（二）研究内容

根据随访对象名单，对调查对象进行摸底登记，填写随访对象一览表（附件 1）。以电话或信件等方式通知被调查对象，经口头告知取得调查对象同意后，在指定地点或采用入户方式开展问卷调查。调查内容主要包括：基本信息、病例诊断、就医行为、医疗费用报销情况等（附件 2）。

四、质量控制

（一）人员培训：调查前对参与调查者进行专业培训，统一调查方法和标准。

（二）现场调查

1. 减少失访：通过加强组织领导，开展宣传动员，提高调查对象参与积极性，选择合适的调查时间，提供必要的健康咨询，争取更多调查对象的配合。

2. 调查表审核：调查过程中应设立审核人员，对个案调查表进行审核，及时补充缺失信息、修改错误信息。

五、组织分工

（一）中国疾控中心

制定《乙型肝炎病毒表面抗阳性人群随访调查方案》，开展省级人员培训；现场督导，对省、县级相关工作人员进行培训，资料分析、处理与总结。

（二）省级疾控中心

负责本省内调查的组织实施、管理和技术指导；省内各调查点的调查问卷印制、数据复核和上报。

（三）县级疾控中心

按方案要求进行现场工作的实施，负责现场个案调查及本县调查问卷收集和上报。

（四）乡村级

配合县级开展调查工作，对目标人群进行宣传动员，及时了解调查对象病情动态。

六、统计处理与分析

（一）数据库录入及上报

中国疾控中心建立数据库（Epidata 3.1），用于调查资料的数据统计。县级疾控中心应及时完成调查，将 HBsAg 阳性人群随访调查问卷上报省级疾控中心。省级疾控中心汇总并核实各县相关资料后，进行数据录入，将调查问卷和录入数据库上报中国疾控中心。

（二）统计处理：中国疾控中心对各省数据进行审核和清洗，利用 SAS 或 SPSS 等分析软件对调查数据进行统计分析。

七、伦理问题

本次调查由中国疾控中心伦理委员会审批，严格按照伦理委员会要求开展工作。

调查现场采取口头告知的方式，使调查对象了解调查内容并自愿参与调查工作（附件3）。调查者将严格为被调查者保守秘密。

八、进度安排

2014 年 9 月，方案下发；

2014 年 10 月，各地开展随访工作；

2014 年 11 月底前完成资料录入及上报。

附件 1

随访对象一览表

调查点：_____省（市）_____县_____村委会（社区居委会）

姓名	条形识别码（2006年）	性别	出生日期	是否随访	失访原因

注：是否随访：随访打"√"，失访打"×"；
失访原因：①外出务工；②拒绝；③搬迁；④死亡；⑤其他（请详细写明）。

附件2

HBsAg阳性人群随访个案调查表

2006年乙肝流调条形识别码：_____　　　□□□□□□□□□

调查地点：____省（自治区、直辖市）____区（市、县）____乡（镇）____村（居委会）。

一、基本信息

1. 姓　名：_____

2. 出生日期：_____年____月____日　　　　　□□□□/□□/□□

3. 性　别：①男　②女　　　　　　　　　　　　　　　　　　□

4. 文化程度：①文盲 ②小学 ③初中 ④高中（中专）⑤大专 ⑥本科及以上　□

5. 家庭地址：_____

6. 联系电话：住宅电话_____；手机号码_____

二、病例诊断

7. 自2006年全国血清流行病学调查发现您HBsAg阳性后，您是否自行去医院进行过乙肝相关疾病的诊断和治疗？（2009-2010年疾控中心开展的随访调查除外）　□

①去过医院；　②未去医院；　③记不清了

如果您去医院接受过诊断和治疗，

7.1　最近一次因乙肝去医院就诊的时间：____年____月。　　□□□□/□□

7.2　最近一次就诊时医院给您的明确诊断：　　　　　　　　　□

①乙肝携带者 ②慢性乙肝 ③乙肝肝硬化 ④乙肝肝癌　⑤HBsAg阴转　⑥不详

7.3　给您确诊的医院级别：　　　　　　　　　　　　　　　　□

①市级及以医院（医院名称：_____）

②县级医院（医院名称：_____）

③乡镇医院（医院名称：_____）

④其他医院（医院名称：_____）

7.4　随访时获得以上疾病诊断信息的来源：　　　　　　　　　□

①医院诊断证明或病历记录　　　②调查对象回忆

8. 如果您2006年全国血清流行病学调查发现HDsAg阳性，但又未去医院进行相关治疗，主要原因为（可多选）：

□①自觉症状轻，无需治疗　□②医院治疗费用高　□③离医疗机构较远，交通不便利

□④医疗费用无法报销　　　□⑤对医生不信任　　□⑥医疗设施和环境较差

□⑦怕别人知道　　　　　　□⑧医生建议"不需要治疗"

□⑨药店自行购药　　　　　□⑩采用土方（偏方）治疗

三、就医行为

9. 您自从知道自己HBsAg阳性后，是否定期开展健康体检？　　□

①≥2次/年　②1次/年　③2年1次　④不体检

9.1　如果您定期体检，您体检的主要项目为（可多选）：

①肝功能　②血常规　③腹部B超　④乙肝五项　⑤HBV DNA

⑥其他:_____(请注明)

　9.2　您常规体检的医院:　　　　　　　　　　　　　　　　　　　　□
　　　　①市级及以上医院;②县级医院;③乡镇医院;④其他:请注明_____

10.　近三年(2011～2013 年)您是否因为乙肝相关健康问题去医院治疗(健康体检除外):
　　　①是;②否

　　10.1　近三年(2011～2013 年)您所治疗医院的级别以及门诊和住院情况(如果不能区分医院,可直接填写小计或总费用):

医院级别	门诊		住院		
	次数	费用(元/次)	次数	住院天数	费用(元/次)
省级医院					
市级医院					
县级医院					
乡镇级医院					
个体诊所及其他					
小计					
总费用(元)					

　　10.2　医院给您的治疗方案为:　　　　　　　　　　　　　　　　□
　　　　　①中医治疗;②西医治疗;③中西医联合治疗

　　10.3　如果您采取西医治疗,治疗主要为:　　　　　　　　　　　□
　　　　　①保肝治疗;②抗病毒治疗;③保肝治疗＋抗病毒治疗

　　10.4　如果您接受了抗病毒治疗,抗病毒治疗的主要药物:　　　　□
　　　　　①干扰素;　②核苷类似物;③干扰素＋核苷类似物

　　10.5　除医院门诊和住院治疗的相关费用外,您是否还自行购买相关药物?　□
　　　　　①是(费用大约是:_____元/年);　②否

四、乙肝治疗费用报销情况

11.　您是否有医疗保险?　　　　　　　　　　　　　　　　　　　　□
　　　①公费医疗;②城镇居民医疗保险;③新型农村合作医疗;④商业医疗保险;⑤无

12.　您乙肝治疗的费用是否报销?　　　　　　　　　　　　　　　　□
　　　①全部报销;②部分报销(报销比例为:_____%);③全部自费

13.　您使用的抗病毒药物是否可以报销　　　　　　　　　　　　　　□
　　　①全部报销;②部分报销(报销比例为:_____%);
　　　③全部自费;④未使用抗病毒药物

调查人员:_____　　　　　　　调查时间:_____年___月___日
审核人员:_____　　　　　　　审核时间:_____年___月___日

填表说明

1. 所有调查对象均填写本调查表。表中左侧为调查内容栏，由现场调查人员在横线内填写或对选项打"√"，右侧为编码栏，由审核者审核调查内容无误后在方框内填写，供计算机录入。表中除逻辑上没有的内容外，不能有缺项。

2. 日期：表中所有日期均应填写公历。如果为阴历，则在阴历的月份上增加1。对不详者，填写1900/01/01；如只记得年份，不记得具体月日，则以6月30日为准，不记得具体的日，则以15日为准。

3. 门诊费用：包括挂号费、诊疗费等。

4. 住院费用：主要包括挂号费、诊疗费、床铺费、中西药费、护理费、手术费（不包括肝硬化及肝癌晚期肝脏移植手术相关费用、营养费、误工费、陪护费和伤残/死亡所致经济负担）。

5. 抗乙肝病毒药（干扰素）：α-干扰素（IFN-α），聚乙二醇干扰素

6. 抗乙肝病毒药（核苷类似物）：拉米夫定（贺普丁）、拉米夫定（国产）、阿德福韦酯（贺维力）、阿德福韦酯片（代丁）、替比夫定（素比夫）、恩替卡韦片（博路定）、恩替卡韦片（润众）、替诺福韦酯（韦瑞德）

附件 3

口头告知书

您(们)好!

　　我们是_____疾控中心的工作人员。现在我们正在开展对 HBsAg 阳性人群的疾病诊断、就医行为等调查工作。

　　本次调查我们仅通过问卷的方式,了解您个人的一般信息,以及近期乙肝的患病状态(诊断)及相关就诊或就医的行为等信息。调查结果不会对您的个人造成影响,同时我们保证对调查中所有可能涉及到您个人隐私的问题,给予严格保密。

　　如果您对本次调查有任何怀疑,您(或您的孩子)可以拒绝调查,您(或您的孩子)的权利不受任何影响。

　　对于调查中涉及的相关问题,您可以向我们提出咨询。

　　本次调查是自愿的,如您同意参加我们这项调查,下面我们正式开始,谢谢!

中 国 疾 病 预 防 控 制 中 心
伦 理 审 查 委 员 会

CHINESE CENTER FOR DISEASE CONTROL AND PREVENTION

ETHICAL REVIEW COMMITTEE

批 准 通 知 书　　　　　编号：201339

项目总负责人：梁晓峰

项目名称：乙型肝炎病毒免疫预防新策略的研究

承担单位：中国疾病预防控制中心

承担部门：免疫规划中心

经费来源：国家科技重大专项

提交日期：2013 年 10 月 30 日

批准日期：2013 年 12 月 5 日

中国疾病预防控制中心伦理审查委员会已对"乙型肝炎病毒免疫预防新策略的研究"进行了评审。认为该研究涉及的人群的利益已得到了充分的保护，受试者可能获得的利益超过可能的风险。

签名 ＿＿＿＿＿＿＿＿＿＿＿

杨功焕，　主任委员

中国疾病预防控制中心伦理审查委员会

日期：2013 年 12月 5 日

中 国 疾 病 预 防 控 制 中 心
伦 理 审 查 委 员 会

CHINESE CENTER FOR DISEASE CONTROL AND PREVENTION

ETHICAL REVIEW COMMITTEE

Approval Notice

PRINCIPAL INVESTIGATOR OF PROJECT: Liang Xiaofeng

TITLE OF PROJECT: The Research on New Immunization Strategy of Hepatitis B Vaccine in China

INSTITUTE: Chinese Center for Disease Control and Prevention

DEPARTMENT/DIVISION: National Immunization Program

DATE SUBMITTED: October 30, 2013

DATE APPROVED: December 5, 2013

The Ethical Review Committee of Chinese Center for Disease Control and Preventive has reviewed the "The Research on New Immunization Strategy of Hepatitis B Vaccine in China". It is recognized that the right and the welfare of the subject are adequately protected; the potential risks are outweighed by potential benefits.

SIGNATURE *Gonghuan Yang*

Gonghuan Yang

Chair, China CDC Ethical Review Committee

DATE: December 5, 2013

2014 年全国 1~29 岁人群乙型病毒性肝炎血清流行病学调查

工作手册

国家卫生计生委疾病预防控制局

中国疾病预防控制中心

二〇一四年九月

第一部分　全国 1～29 岁人群乙型病毒性肝炎血清流行病学调查方案

（详见本书第 66 页）

第二部分　调查对象抽取细则

一、1～4 岁常住人口的抽取

1．根据《村委会（社区居委会）常住人口摸底登记表》家庭户中 1～4 岁常住人口信息，编制 1～4 岁常住人口抽样框，统计 1 岁一组的人口构成比例。

2．事先估计各村委会 1～4 岁常住人口的失访率，并据此扩大各村委会 1～4 岁所分配的样本量，公式为：扩大样本量 = 分配样本量×（100%+ 失访率 %）。

3．计算 1 岁一组需要调查的具体人数，公式为：扩大样本量×（1 岁一组的人口构成比例）。

4．将 1～4 岁常住人口抽样框按 1 岁一组分层（组），每层内的常住人口按户口册上的登记顺序编号，每层均单独采用简单随机抽样方法随机抽取各层需要调查的具体人数。1～4 岁实际调查人数一旦满足所分配的样本量即可停止调查。

二、5～14 岁常住人口的抽取

1．根据《村委会（社区居委会）常住人口摸底登记表》家庭户中 5～14 岁常住人口信息，编制 5～14 岁常住人口抽样框，统计 2 岁一组的人口构成比例。

2．事先估计各村委会 5～14 岁常住人口的失访率，并据此扩大各村委会 5～14 岁所分配的样本量，公式为：扩大样本量 = 分配样本量×（100%+ 失访率 %）。

3．计算 2 岁一组需要调查的具体人数，公式为：扩大样本量×（2 岁一组的人口构成比例）。

4．将 5～14 岁常住人口抽样框按 2 岁一组分层（组），每层内的常住人口按户口册上的登记顺序编号，每层均单独采用简单随机抽样方法随机抽取各层需要调查的具体人数。5～14 岁实际调查人数一旦满足所分配的样本量即可停止调查。

三、15～29 岁常住人口的抽取

1．根据《村委会（社区居委会）常住人口摸底登记表》家庭户中 15～29 岁常住人口信息，编制 15～29 岁常住人口抽样框，统计 5 岁一组的人口构成比例。

2．事先估计各村委会 15～29 岁常住人口的失访率，并据此扩大各村委会 15～29 岁所分配的样本量，公式为：扩大样本量 = 分配样本量×（100%+ 失访率 %）。

3．计算 5 岁一组需要调查的具体人数，公式为：扩大样本量×（5 岁一组的人口构成比例）。

4．将 15～29 岁常住人口抽样框按 5 岁一组分层（组），每层内的常住人口按户口册上的登记顺序编号，每层均单独采用简单随机抽样方法随机抽取各层需要调查的具体人数。15～29 岁实际调查人数一旦满足所分配的样本量即可停止调查。

四、简单随机抽样方法

从大小为 $N=200$ 的总体中抽取大小为 $n=10$ 的样本。首先从所提供的随机数字表中，

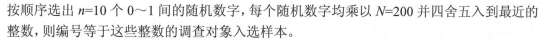

按顺序选出 $n=10$ 个 $0\sim1$ 间的随机数字,每个随机数字均乘以 $N=200$ 并四舍五入到最近的整数,则编号等于这些整数的调查对象入选样本。

五、个案抽取示例

假设以北京市东城区北新桥街道十三条社区为例,具体抽取 $1\sim4$ 岁常住人口的步骤如下:

（一）制作抽样框

根据《村委会（社区居委会）常住人口摸底登记表》家庭户中 $1\sim4$ 岁常住人口信息,统计 1 岁一组儿童的自然人口构成,见附表 3。

附表3　1~4岁人群抽样框（示例）

年龄层（岁）	户编号	流水号	姓名	性别	出生日期	身份证号码	是否选取
	1	1	##	#			
	1	2	##	#			
1 岁 （构成比 21.43%）	3	3	##	#			
	......	4	##	#			
	......	......	##	#			
	50	45	##	#			
	2	1	##	#			
	4	2	##	#			
2 岁 （构成比 24.76%）	5	3	##	#			
	......	4	##	#			
	......	......	##	#			
	39	52	##	#			
	#	1	##	#			
	#	2	##	#			
3 岁 （构成比 30.95%）	#	3	##	#			
	#	4	##	#			
	#	......	##	#			
	#	65					
	#	1	##	#			
	#	2	##	#			
4 岁 （构成比 22.86%）	#	3	##	#			
	#	4	##	#			
	#	......	##	#			
	#	48	##	#			
合计		210					

注:1. 表中的户号与摸底表一致。1 户内有 2 个及以上 $1\sim4$ 岁儿童时,分别按照儿童年龄填写到不同年龄层抽样框内。

2. 流水号　抽样框内的每个年龄层从第一个对象开始从 1 顺序编写流水号。

3. 各年龄构成比＝各年龄儿童数 / 该年龄组儿童总数。

（二）估算失访率，扩大样本量计算

参照《全国160个疾病监测点调查样本分配及村委会抽取表》（附件1），以该村该年龄组分配的样本量为基数，假设估计该村1～4岁儿童失访率约为15%，则扩大样本量计算为：

实际需调查儿童数 =54×（100%+15%）=63 人

（三）计算1岁一组需要调查的具体人数（附表4）

附表4　1岁一组需要调查的具体人数

	计算公式	调查数
1岁	63×21.43%	14
2岁	63×24.76%	16
3岁	63×30.95%	20
4岁	63×22.86%	15

注：按年龄构成计算每个年龄调查人数时，如不是整数则进一位，以保证样本需求。

（四）随机抽样

1. 1岁组随机抽样　该村1岁组共有45人，要随机抽取14人。

（1）在随机数字表中选取第1～14个随机数，分别为0.980、0.332、0.309、0.825、0.809、0.175、0.959、0.299、0.516、0.734、0.399、0.057、0.072 和0.216。

（2）然后，每个随机号码均乘以45后四舍五入取整，分别为44、15、14、37……和10。

（3）在1～4岁人群抽样框中，1岁年龄层里的流水号为44、15、14、37……和10的对象即为本次调查抽中对象。

2. 2岁组随机抽样　该村2岁组共有52人，要随机抽取16人。

（1）在随机数字表中选取第1～16个随机数，分别为0.980、0.332、0.309、0.825、0.809、0.175、0.959、0.299、0.516、0.734、0.399、0.057、0.072、0.216、0.996 和0.277。

（2）然后，每个随机号码均乘以52后四舍五入取整，分别为51、17、16……和14。

（3）在1～4岁人群抽样框中，2岁年龄层里的流水号为51、17、16……和14的对象即为本次调查抽中对象。

剩余调查对象的抽取以此类推，最终完成1～4岁以1岁为一组、5～14岁以2岁为一组、15～29岁以5岁为一组的所有调查对象的抽取。

随机数字表

［1］0.980 0.332 0.309 0.825 0.809 0.175 0.959 0.299 0.516 0.734 0.399 0.057
［13］0.072 0.216 0.996 0.277 0.882 0.079 0.765 0.008 0.132 0.206 0.648 0.600
［25］0.012 0.838 0.384 0.864 0.912 0.039 0.101 0.052 0.885 0.211 0.707 0.977
［37］0.936 0.873 0.740 0.741 0.478 0.993 0.759 0.245 0.885 0.738 0.630 0.767
［49］0.912 0.191 0.152 0.117 0.454 1.000 0.309 0.200 0.275 0.895 0.597 0.883
［61］0.531 0.774 0.793 0.184 0.560 0.005 0.989 0.097 0.111 0.489 0.364 0.172
［73］0.765 0.227 0.836 0.262 0.092 0.737 0.815 0.526 0.053 0.198 0.097 0.563
［85］0.129 0.348 0.752 0.725 0.743 0.211 0.743 0.460 0.852 0.547 0.902 0.082
［97］0.272 0.410 0.890 0.254 0.261 0.542 0.466 0.322 0.103 0.697 0.185 0.292
［109］0.379 0.020 0.007 0.225 0.737 0.222 0.162 0.527 0.475 0.835 0.207 0.674
［121］0.725 0.765 0.544 0.825 0.321 0.784 0.037 0.954 0.268 0.188 0.867 0.281
［133］0.118 0.985 0.105 0.815 0.940 0.509 0.563 0.031 0.221 0.348 0.348 0.416
［145］0.177 0.865 0.859 0.447 0.793 0.420 0.556 0.213 0.691 0.267 0.884 0.052
［157］0.669 0.993 0.459 0.505 0.479 0.131 0.378 0.156 0.330 0.931 0.954 0.822
［169］0.422 0.182 0.036 0.847 0.115 0.109 0.043 0.188 0.683 0.406 0.664 0.735
［181］0.641 0.852 0.159 0.884 0.914 0.233 0.041 0.163 0.789 0.679 0.880 0.534
［193］0.672 0.758 0.817 0.479 0.532 0.681 0.869 0.995 0.931 0.972 0.618 0.900
［205］0.773 0.368 0.272 0.202 0.740 0.813 0.599 0.829 0.184 0.297 0.851 0.465
［217］0.603 0.410 0.079 0.291 0.475 0.797 0.186 0.715 0.661 0.920 0.481 0.952
［229］0.386 0.333 0.516 0.197 0.452 0.434 0.746 0.393 0.712 0.525 0.619 0.090
［241］0.463 0.458 0.874 0.455 0.968 0.369 0.818 0.850 0.250 0.769 0.221 0.300
［253］0.993 0.900 0.151 0.837 0.979 0.689 0.523 0.461 0.319 0.684 0.312 0.945
［265］0.152 0.991 0.215 0.445 0.293 0.607 0.326 0.708 0.864 0.346 0.021 0.851
［277］0.069 0.185 0.652 0.280 0.079 0.674 0.238 0.375 0.509 0.786 0.849 0.714
［289］0.436 0.966 0.940 0.962 0.702 0.543 0.366 0.368 0.142 0.221 0.364 0.908

第三部分　现场工作细则

一、目的

1. 统一调查标准，确保收集信息完整、准确；

2. 规范标本采集、运输、贮藏的操作，确保样本的数量与质量，便于实验室检测的顺利进行。

二、工作程序

（一）调查的前期准备

1. 成立调查队伍

（1）国家级机构：卫生计生委和中国疾控中心成立相应的领导小组、专家组及工作组。

1）领导小组：全面负责本次全国乙肝血清流行病学调查的组织领导和协调。

2）专家组：主要参与本次全国乙肝血清流行病学调查方案的制订、组织实施、人员培训、现场督导、实验室检测、资料分析、整理与报告撰写的技术指导工作。

3）工作组：主要负责本次调查方案的制订、现场督导、人员培训；负责检测试剂的选择，标本采集等物品的购置与下发、标本的接受和保存；负责全国血清标本的实验室检测工作，并对现场实验室检测工作进行质量控制和技术指导；完成资料整理、分析与汇编，撰写调查报告。

（2）省级：省级卫生行政部门成立本次调查工作办公室，设立协调小组与专家组，并向国家级血清流行病学调查工作组报告。省级还应做好处理调查过程中发生的不可预见的特殊情况的应急准备。省级疾病预防控制中心负责辖区内调查的组织、管理和技术指导，负责现场督导、人员培训；负责标本收集、送检、数据录入与上报，必要时应协助县级疾病预防控制中心按时完成调查工作，必须保证每个调查县有省级督导人员参与。

（3）市、县级：市、县级卫生行政部门负责辖区内本次调查的组织领导和协调工作。市、县级疾控中心组织人员成立现场调查工作组，包括现场调查小组、实验室标本处理小组和调查数据录入小组。具体人员为流行病学调查人员、采血员、实验室工作人员、数据录入员及协调员等，根据实际情况可分成多个调查组。流行病学调查人员负责现场问卷调查；采血员负责血标本的采集；数据录入员负责现场调查数据的第一次录入；实验室工作人员负责实验室内标本的血清分离、分装及运送；协调员负责现场人员的组织、秩序维护，人员协调等。

2. 调查村委会（社区居委会，下同）的抽取　参与调查的村委会在国家级统一抽取。中国疾控中心在160个疾病监测点中，根据2013年底常住人口数，采用容量比例概率（PPS）抽样方法，随机抽取2～3个村委会。最终抽取的村委会名单由国家级工作组通过邮件反馈至各省级疾控中心。

3. 抽取的村委会常住人口摸底　各省级疾控中心将抽取的村委会名单反馈至县级疾控中心，由县级疾控中心安排人员进行常住人口摸底调查，填写村委会（社区居委会）常住人口摸底登记表。县级疾控中心将摸底登记表电子版上报省级疾控中心，省级疾控中心汇总省内全部资料后，待现场工作结束后与其他资料一并上报中国疾控中心。

4. 调查对象的抽取　根据方案中《村委会（社区居委会）常住人口摸底登记表》（附件2）中家庭户中1～4岁、5～14岁和15～29岁常住人口的信息，分别编制1～4岁、5～14岁和15～29岁常住人口抽样框。根据各村委会1～4岁、5～14岁和15～29岁常住人口所分配样本量，采用简单随机抽样方法，随机抽取相应数目的1～4岁、5～14岁和15～29岁常住人口进行调查。具体抽取方法详见本工作手册第二部分。

5. 现场人员的培训　在调查活动开展前，采取国家级、省级、市、县级逐级培训的方式，按照全国乙肝血清流行病学调查方案和工作手册的要求，逐级对参与调查的工作人员开展专业培训。

培训内容包括：全国乙肝血清流行病学调查整体方案介绍；现场调查的技术要求；标本采集，分离运输；数据录入和核对等。

6. 调查物品的准备　本次调查所用调查问卷由国家级统一设计下发至省级疾控中心印刷。工作手册由国家级统一印刷后下发各省。采血相关器材等由中国疾控中心统一采购后下发至各省级疾控中心，由省级疾控中心分配到调查县。物品清单详见附表5。

附表 5　现场工作物品清单

准备单位	物品清单
中国疾控中心	1. 调查方案、工作手册 2. 条形识别码、采血针（成人型和儿童型）、负压采血管 3. 血清保存管（A管、B管和C管）、血清冻存盒（100孔/盒配备）
省、市、县级疾控中心	1. 个案调查表、知情同意书（按照调查对象数的1.5倍配备） 2. 常住人口摸底登记表、调查对象选定表、调查对象清单、调查登记表（以社区居委会/村委会为单位分别列出） 3. 失访对象信息登记表、血标本采集登记/送检表 4. 现场采血配备物品　试管架、止血带、采血垫板、消毒用碘酊、酒精、剪刀、镊子、废弃物回收容器、污物袋、一次性台布、一次性手套、棉签、调查员胸卡 5. 血清分离、分装用品　①200～1000μl微量移液器1支；②200～1000μl移液器枪头1.3个/人；③枪头放置盒2～4个；④离心机；⑤标本运送箱；⑥洁净工作台；⑦冰箱、冰柜、压力蒸汽消毒器 6. 急救药品和器械

（二）县级调查点调查前期准备工作

1. 加强调查工作的领导　逐级转发上级的有关文件和方案，向当地政府汇报，积极争取当地领导的支持。成立由市、县级政府主管领导为组长，卫生局、疾控机构以及相关乡镇政府领导为组员的领导小组。县、乡镇、村各级均要指定协调员，协助现场调查工作。

省级要派出督导员参与整个调查工作，其主要工作职责为技术指导和现场督导，必要时协助县级做好各项工作。

2. 成立调查工作组　调查工作组分为现场调查小组、实验室标本处理小组和调查数据录入小组。每个县级单位要指定1人为技术总负责人。应打印所有参与调查人员的分组与联系方式并分发给每个人，以便于联系。

（1）现场调查小组：每个县级单位根据工作量和当地人员情况，成立若干个现场调查小组同时开展工作，确保在规定的时间内完成工作。

建议每个调查小组由5～8人组成，包括：流调人员、采血人员、协调员、现场督导员（附表6）。协调员应自始至终参与整个调查工作，帮助协调有关事宜并组织现场工作。现场督导员负责调查点的进度安排及现场调查质量的把关。

（2）实验室标本处理小组：市、县级疾控中心应配备3名实验室人员进行血标本处理，省级疾控中心应派专人进行监督和技术指导。

（3）调查数据录入小组：建议市、县级疾控中心至少应配备4名资料录入员，在省级人员的指导下，负责调查数据的第一次录入工作。根据工作时间要求，可以在现场调查开始后或全部结束以后开始数据录入工作。

附表6　每个调查点现场人员配备要求

现场承担任务	人员数量	单位
现场组织、协调	1~2人	村医/村干部
现场登记、问卷调查	2~3人	县级流调人员
采血人员	1~2人（至少1人为儿科护士，专门负责<5岁儿童采血）	外聘采血人员或县级采血人员
现场督导、问卷审核	1人	省、市级工作人员
合计	5~8人	—

3. 制订具体实施计划　根据方案要求，市、县级卫生行政部门和疾控中心要制订具体实施计划特别是工作时间表。每个村级调查点一般约需要4~5天完成全部调查任务，并可根据工作量和进展情况适当进行调整。

4. 召开动员会议　市、县级卫生行政部门应召开所有参与调查工作的人员的专门会议，做好调查前动员、工作协调、方案说明、职责分工、时间进度等有关工作的安排和部署。

5. 做好调查物品的准备　根据现场调查物品清单，县级疾控机构要提前做好上级配发物品的清点，同时按照要求，以村级调查点为单位做好调查物品的准备以及实验室标本处理物品、设备的准备工作。同时，准备好现场调查人员所需佩戴的胸卡，并按照任务分工调配现场调查使用的车辆。

（三）县级调查点调查工作流程

1. 通知调查对象和现场调查前准备

（1）调查对象告知：县级疾控中心将抽取的调查对象名单提供给村级协调员。在正式开始调查前一天，由村级协调员逐户进行告知及动员，使调查对象了解调查目的以及个人的权利和义务，并知晓第二天调查的时间、地点及其准备事项，最大限度确保抽取对象能够参加现场调查及采血。在提前告知时，提醒<15岁以下儿童进行现场调查时家长应尽量携带儿童的《预防接种证》。

（2）现场调查前准备

1）现场调查小组应提前熟悉调查对象名单，按照调查用品清单（附表3）准备用品，将调查用品按照调查小组分装。同时，到村级调查点查看现场，熟悉周围环境，与乡镇/村级协调员和村级干部协商，确定现场调查的组织形式。主动争取村级干部的支持，做好调查对象的通知和组织工作，确保现场调查工作的有序进行。

2）实验室标本处理小组应提前到实验室清点物品、查看并调试设备，做好血标本处理前的各项准备工作。

3）调查数据录入小组应提前调试计算机，安装并熟悉数据录入软件。

2. 现场调查的实施

（1）现场调查小组应在正式工作之前半小时到达现场，调查员需着装整齐并佩戴胸卡。

（2）现场调查开始前，按照工作流程合理设置调查现场，避免因现场设置混乱而造成的现场工作无序。各地可因地制宜设计工作流程，也可参照附图1设置工作现场。如集中调查现场实施存在困难，也可考虑以入户方式开展调查工作。

（3）严格按照方案的要求逐一对调查对象进行个案调查和血标本采集。每份个案调查表和血标本上需粘贴同一份条形码，将其余条形码随血标本送回县级实验室分离血清用。在调

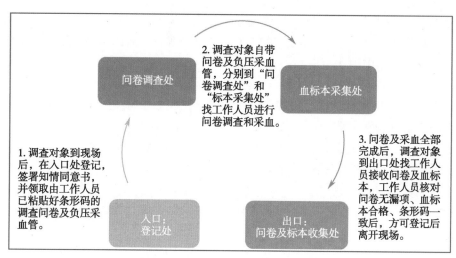

附图1　集中调查现场设置示意图

查及采血前要对住户说明来意,在得到其同意许可并签署知情同意书后,方可进行调查及采血工作。对不合作者尽量做好思想工作,劝导其配合调查。个案表填写时,调查员应熟悉调查表中的每个问题,按填表说明对调查项目的统一规定进行分类,不允许出现漏项和书写错误。在完成每份调查表后,调查人员应在现场应进行初步核实,避免调查项目的错填、漏填。

个案调查后,对每个调查对象采集静脉血。所有≥5周岁以上人群均采集静脉血5ml,≥12月龄但<5周岁儿童采集静脉血3ml,同时填写标本登记表。现场使用负压采血管采集静脉血,负压采血管采血后应上下轻摇几次后,按顺序放置在试管架上。现场操作过程中,注意标本的保护,避免采血管倒置、倾斜或损坏。

现场个案调查应注意保证个人隐私,标本采集应避免调查对象(特别是儿童)过多而导致晕厥等不良事件的发生。

(4)现场调查督导员应及时了解工作的进展情况,并与村级协调员沟通,及时通知未来的调查对象。

(5)每天现场工作结束后,现场调查小组应将调查问卷和血标本按照序号整理后,及时送县级疾控中心实验室,由实验室标本处理小组核对调查表及其标本的序号,并进行血清分离、分装和统一粘贴条形码,按要求对标本进行保存,并填写标本保存登记表。

(6)调查表审核:每个调查组组长(督导员)应负责本组调查表的质量控制。现场调查过程中督促调查员相互交叉检查;每天调查结束后负责对当天完成的所有个案调查表再次进行审核。若发现有缺项和逻辑错误时,要求调查员及时进行更正。只有达到要求的个案调查表,审核员方可签字通过,并进行计算机录入。

(7)无应答者的登记:对于无应答者做好相关信息登记。

(8)市、县级领导小组每天应了解工作进展,协调解决有关问题,确保调查工作有序进行。

(9)数据录入:完成实验室标本处理工作和个案调查表审核之后,调查数据录入小组应及时收集个案调查表,由县级疾控中心负责第一次调查数据的录入工作。

3. **调查资料、标本的报送**　在完成所有现场调查、实验室血清分离及数据录入工作后,县级疾控中心应清点个案调查表和标本,按照规定的序号进行整理,并与调查数据库一起,按照规定的时间及时报送省级疾控中心。

4. 省级资料录入及标本运送　省级疾控中心派专人接收各县报送的个案调查表、标本和数据库。根据个案调查表进行数据第二次录入以及双录入后的核对，将核对后的全部数据库及标本及时上报中国疾控中心。

三、条形识别码

编码原则：疾病监测点所在县的国标码（6位）+村编号（1位）+流水号（3位），共10位。每个调查对象条形识别码唯一。

条形识别码由中国疾控中心统一印制后逐级下发至现场调查单位。

四、标本采集、运送和保存

（一）标本采集

完成个案调查表后，在固定地点使用5ml负压采血管进行无菌采集静脉血，将血放入真空采血管，用统一印制的条码编号，从事先准备好的条码纸上，按照顺序号（相同条码编号一式7张）揭下2张，分别贴在采血管上和个案调查表的右上角。

（二）现场标本存放

现场采集的标本可在室温下放置3～5小时，以使血液充分凝固。如当天不能送往当地县级疾控中心实验室，可将血标本放置于冰箱内冷藏（4～8℃）；未经离心的全血标本不可放于冰箱内冷冻，避免冷冻后复融时溶血的发生。

（三）标本运送

血标本由专人用冷藏箱从调查现场运送到县级疾控中心实验室进行血清分离，同时上交与其对应的个案调查表。在所有现场调查工作结束后一周内，县级疾控中心派专人用冷藏箱将分离后的血清（A、B管）及血凝块（C管）运送到省级疾控中心。省级疾控中心将省内各调查点的标本收集完整后，按要求统一运送至中国疾控中心（附件8）。

（四）注意事项

1. 现场采血环境要求　采血环境应清洁卫生、宽敞明亮、干燥通风、温度适宜。

2. 避免采血意外情况发生　严格按照无菌采血的技术要求进行，并配备必要的休克应急器材和药品，以应对采血对象晕厥等意外情况。

3. 采血管管内为负压，切记不要打开盖子，采血完成后，将注射器的针头刺破采血管的胶皮盖，在负压的作用下，血液缓慢流入采血管。如管内负压压力过小，可轻推注射器栓，使血液完全流入采血管内。

4. 上交个案调查表、采血管和剩余条码时，三者的排列顺序要相一致。

五、个案调查表及填表说明

详见方案附件6。

六、现场调查质量控制

（一）人员培训

正式调查之前，对所有的参与调查采样人员进行专业培训，使每个参与人员明确调查目的，掌握调查方法，熟悉调查内容，灵活应用调查技巧。

（二）控制失访率

依靠当地政府，做好调查对象的组织动员和配合工作，争取得到更多调查对象的参与；对首次调查无应答的对象，应积极回访，如采取提前预约的方式，充分利用晚上、休息日再次入户调查；对失访对象，做好失访对象信息登记。

（三）调查表内容要真实可靠

调查员应避免在调查时进行诱导式提问；填写内容注重完整性，经审核员审核无误后，方可上交。

七、条形识别码使用方法

1. 条形识别码是识别标本归属的唯一确认号码，具有替代既往手工书写的繁琐和减少出现差错等特点。条形识别码是按不同的调查地区的自然顺序统一印制，发放至各调查点，一式七份。

2. 使用条形识别码是为了确保每例调查对象的调查表、采血管、血清保存管之间的一致性和唯一性。

3. 条形识别码随调查人员带到调查现场。

4. 条形识别码应按采血管的纵轴方向进行粘贴，绝对不可环形粘贴，否则会影响读码器的识别。

5. 粘贴条形识别码应注意整洁和牢固，防止血迹、污物等污染条码。

第四部分　实验室工作方案

一、目的

为了确保本次全国乙肝血清流行病学调查实验检测的统一性、可靠性和准确性，特制订此次实验室工作方案。

1. 确保标本收集运输要求、条形识别码使用方法、检测试剂质量控制和操作规范的统一；

2. 确保国家实验室 ELISA 检测方法、检测试剂与判断标准的统一。

二、条形识别码

1. 本次全国调查条形识别码的使用请严格遵照《现场工作方案》中的要求。

2. 本次全国调查条形识别码 1 式 7 份，即 1 份粘贴在个案调查表的右上方，另 1 份粘贴于现场采血管上，另 5 份随收集的标本运至血清分离现场，用于分离后血清（A、B 管）及血凝块（C 管）的标记，另 2 份备用。

三、血标本采集现场

（一）血标本采集前准备

1. 标本采集消毒耗材　棉签或棉球，消毒用碘酊，采血用器（负压采血管、采血针、肘垫、橡皮带），镊子，一次性手套，废弃物回收盒，条形识别码，标本采集登记表。

2. 检查采血器械　认真检查采血管、采血针的包装是否完好；采血针是否锋利等。若采血管包装有破损或针头不锋利，一律弃用。在采血管上粘贴与其个案调查表相同的条形识别码。

3. 了解被采血对象的状况　若被采血对象有呕吐、发热、腹泻等症状，不要急于采血，待上述症状明显好转或康复后再采集静脉血。

4. 工作人员安全　采血人员一定要戴好一次性手套，若在操作期发现手套破损，应立即更换手套，方可进行操作。

（二）标本采集过程

1. 消毒　使用碘酊进行采血部位消毒。消毒时应遵循先里后外的原则，以采血点为中心，螺旋式由内向外进行。

2. 采血　用采血针和负压采血管采集静脉血 5ml（<5 岁儿童 3ml）。

3．标本放置　将采集静脉血的采血管平稳放置。

4．压迫止血　拔出采血针，用干净的棉球压迫止血，并叮嘱调查对象 24 小时内不要揉动或用水冲洗伤口。

5．记录　标本采集后，在登记表的相应栏中注明标本采集情况。

6．安全注射　所有使用的废弃物品，包括消毒棉签和棉球、采血针和一次性手套等，统一回收，或高压消毒后销毁或深埋。

（三）标本采集后处理

1．观察　标本采集后，对被采血对象观察 15～20 分钟。

2．核实　核实个案调查表、采血管和登记表上的条形识别码的数字是否一致。

3．资料整理　收集个案调查表、采血管和登记表，并清扫现场。

（四）标本运送

采血管与标本登记/送检表一起送往实验室。在送往实验室途中，血标本应冷藏运输，避免摇晃、颠倒和冷冻。

四、血清分离和分装

（一）实验室准备

1．准备洁净工作台　紫外线消毒，按操作规定开启洁净工作台。

2．准备其他器材　1ml、200μl 移液器及相关枪头若干，试管架若干。

3．条形识别码　实验室（血清分离现场）用的条形识别码共 5 份。

4．离心机和冰箱　若干台。

5．冻存器具　血清冻存管、冻存盒若干。

（二）血清分离

1．将现场采集的血标本在常温下放置 3～5 小时，使其充分凝集。

2．在县级疾控中心的实验室将采血负压管于 2000～2500 转/分钟离心 10～15 分钟。

3．将离心后的负压采血管按照其编号顺序在试管架上排序，并与标本登记/送检表一起核实标本。

4．使用 1ml 微量移液器将每份血标本的血清分成 2 份，操作顺序是先取 0.8ml 血清置于第 1 个冻存管（A 管）中，再取尽可能多的血清于第 2 个冻存管（B 管）中，同时应尽量避免吸入血球。血清取尽后，将采血管中的血凝块倒入第 3 个冻存管（C 管）中，装满即可。

5．为 3 个冻存管分别贴上与采血管相同的条形识别码。

6．将 3 个冻存管按其编号从左至右放入不同的冻存盒，−20℃保存。根据冻存盒中冻存管的存放情况，填写标本保存登记表，一并待送中国疾病预防控制中心。

7．冻存盒的编号原则　冷冻盒的编号须用数字编号，各省、自治区、直辖市的字母码（2位）+ 监测点国际码 + 村编号 + 冷冻物的代号（A、B、C）+ 冷冻盒号，假如每个冷冻盒存放 100 份标本如北京市东城区第二个行政村第 195 份 A 管血清冷冻盒号码则为 BJ-110101-2-A-2。

（三）血清分离现场注意事项

1．1 份血清 1 个枪头，避免交叉污染。

2．血清分离须无菌操作，最好在洁净工作台中进行。

3．标本需冷藏运输，运输过程中尽量避免颠倒、摇晃；全血标本在分离血清前严禁冷冻。

4．废弃物统一回收消毒烧毁或当地消毒烧毁（深埋）。

五、实验室检测

（一）检测地点

中国疾控中心病毒病所肝炎室。

（二）检测试剂的选定

首先选用同一批次的国产 ELISA 检测试剂（北京万泰）进行 HBsAg、抗 -HBs 和抗 -HBc 检测，HBsAg 阳性血清再进行 HBeAg、抗 -HBe、抗 -HBc IgM 检测，HBsAg 阴性但抗 -HBc 阳性者，进行抗 -HBe 检测。

对检测结果处于灰区或结果矛盾的标本，使用美国 Abbott 公司生产的 AXSAM 全自动检测仪及配套的 MEIA 法检测试剂进行复核。

（三）现场样品的接收

1. 病毒病所肝炎室购买一定数量的 −40℃ 冰箱，具备接收现场样品的条件。

2. 病毒病所肝炎室安排专人负责样品接收。各现场送血清样品到病毒病所肝炎室前，需打肝炎室电话：010-58900807 和 010-58900808，与接收人员约定接收时间。

3. 各现场的血清标本需按要求贴好标签，顺序排放在冷冻盒内。运送时需加冰冷藏，并附有相应的标本登记资料。

4. 病毒病所肝炎室在接收样品时，要核对样品管理是否符合要求。未达要求者，需立即加以改正，达到要求，方可接收。

（四）样品检测

1. 布置好检测场地　根据试剂和检测设备的要求，规定好检测流程和人员分工。

2. 按照流程顺序操作　按照标本送检的先后顺序，每天检测一个省（市）的标本。每天的检测结果必须在当天进行核对，确保数据的准确。

（五）质量控制

1. 所有检测试剂，尽可能采用同一批试剂进行检测。

2. 对实验室检测人员进行专业培训，严格按照实验室工作方案进行操作，保证检测的操作符合质量要求。

3. 对重复检测过程做相应记录，并进行统计，作为监测试剂质量和检测质量的基础数据。

第五部分　数据录入与分析方案

一、数据录入工作总则

1. 本次调查的数据使用统一数据库录入。

2. 中国疾控中心负责录入数据库的设计、培训、下发、收集、对接、整理及分析。

3. 省级疾控中心负责现场调查数据的录入前核对、双录入、录入后核对及报告。

4. 本次调查的数据库使用 EpiData 3.1 程序编写，数据库的内容与相应调查表内容一致。

5. 总数据库由两部分构成

（1）流行病学个案调查表数据库：现场调查后，县级、省级疾控中心双录入完成。

（2）实验室检测数据库：该数据库在标本检测完成后由 Beckman 工作站自动生成。

二、数据录入工作流程

（一）录入前核对

本次调查的流行病学个案调查表的内容需要录入数据库。完成现场调查的当天，由专

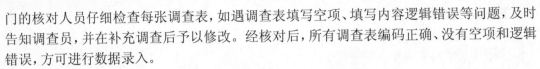

门的核对人员仔细检查每张调查表，如遇调查表填写空项、填写内容逻辑错误等问题，及时告知调查员，并在补充调查后予以修改。经核对后，所有调查表编码正确、没有空项和逻辑错误，方可进行数据录入。

（二）双录入

每份调查表均需双录入。第一次由县级疾控中心负责完成，第二次录入由省级疾控中心负责完成，录入人员交叉录入或由两批数据录入人员分别录入。

（三）录入后核对

省级疾控中心负责双录入后的数据核对。双录入完成后，进行第 1 次录入和第 2 次录入的比对校验，针对两库录入不同的部分，应认真核对原始记录，检查有无输入错误并予改正。两库校验并修正后形成最终上报的数据库。

使用 EpiData 软件进行数据库双录入比较时，对于"调查单位""调查者""调查时间""审核者"和"审核时间"变量的不一致可忽略；其余变量要保持和原始个案调查表完全一致。

（四）汇总形成省级数据库

省级疾控中心将各县级疾控中心双库校验后的最终数据库进行追加，形成省级最终数据库（REC 文件），命名规则为"省名 .rec"，如北京的数据库为"北京 .rec"。

三、数据录入质量控制

1. 各省（自治区、直辖市）需指定专门的录入核对人员，完成录入前和双录入后的数据核对工作。

2. 各省（自治区、直辖市）需指定专门的数据录入人员，数据录入工作前必须进行培训。

3. 数据录入前和录入过程中，不得随意更改数据库中的文件名、数据库结构和内容。

4. 调查数据库中设计了多处逻辑纠错、跳转、重复等控制功能，如遇出错提示，需核对原始调查表，必要时补充调查，修正发现的问题后完成录入。不得随意更改调查表内容，不得强行跳过出错变量。

5. 各省随机抽取 5% 的调查问卷上报中国疾控中心，中国疾控中心录入后建立标准数据库备数据清洗使用。

6. 中国疾控中心在数据清洗时，如发现问题较多者，将会退回所上报的数据库，由存在问题的省级疾控中心组织重新录入及上报。

四、数据报告及反馈

1. 各省级疾控中心将省级最终数据库（REC 文件）于 2014 年 10 月 30 日前上传至中国疾控中心。

2. 数据库上报方式　以电子邮件形式发送至中国疾控中心免疫规划中心联系人邮箱。联系人：郑徽（13718415635@163.com）、吴振华（wuzhenhuabj@163.com）。

3. 各省抽取 5% 调查问卷，通过快递方式寄达以下地址：北京市西城区南纬路 27 号中国疾控中心免疫规划中心，邮编 100050，收件人：吴振华。

4. 数据反馈　中国疾控中心负责现场调查数据库和实验室检测数据的对接、整理。将对接后的各省数据库及实验室检测结果及时反馈给省级疾控中心。各省级疾控中心再进行逐级反馈，最终将检测结果反馈给调查对象本人。

五、数据分析

（一）估计参数

目标总体［全国 31 个省（自治区、直辖市）160 个疾病监测点 1～29 岁常住人口］及其子总体的流行率及其方差。

（二）估计原则

采用以设计为基础的估计方法进行参数估计。

（三）点值估计

运用统计分析软件 SAS 9.3 进行数据分析。由于本次调查属复杂调查设计，故采用调查设计权重进行总体率的加权估计。

（1）基础入样权重：观察个体 i 的入样权重 W_i 为该个体入样概率 π_i 的倒数，即 $W_i = 1/\pi_i$。抽样单位入样权重的构建方法如附表 7 所示。

附表 7　抽样单位入样权重的构建

抽样阶段	抽样单位入样权重	举例
1	$W_1 = 1/\pi_1 = \dfrac{\text{某层所有居委/村委人数}}{\text{某居委/村委人数} \times \text{该层入样居委/村委数}}$	某区（县、市）含 53 个居委会（村委会），常住人口 193 427 人。按 PPS 方法随机抽取 2 个居委会（村委会），已入样的某居委会（村委会）常住人口为 7190 人，则 $W_1 = 193\,427/(7190 \times 2) = 13.45$
2	$W_{2|1} = 1/\pi_{2|1} = \dfrac{\text{某居委/村委某年龄组人数}}{\text{该居委/村委某年龄组入样人数}}$	已抽取的某居委会（村委会）1～4 岁常住人口 50 人，按简单随机抽样方法抽取 25 人进行调查，其 $W_{2|1} = 50/25$；5～14 岁常住人口 80 人，随机调查 40 人，其 $W_{2|1} = 80/40$；该居委 15～29 岁常住人口 120 人，随机调查 50 人，其 $W_{2|1} = 120/50$

基础入样权重 $W_{base} = W_1 \times W_{2|1}$。

（2）无应答分类加权调整：使用权重调整无应答，能大幅消除总体率及总体总数估计时的无应答偏倚。收集无应答者的年龄、性别等人口学信息，把所有个体归入到相应的加权调整格子中（附表 8）。

附表 8　无应答加权分类的构建

性别	年龄（岁）组		
	1～4	5～14	15～29
男	$(W_M+W_R)/W_R$	$(W_M+W_R)/W_R$	$(W_M+W_R)/W_R$
女	$(W_M+W_R)/W_R$	$(W_M+W_R)/W_R$	$(W_M+W_R)/W_R$

对于任意格子，W_R 为应答者基础入样权重之和，W_M 为无应答者基础入样权重之和。格子中应答者新的入样权重为基础入样权重与加权调整因子 $W'_{adj} = (W_M+W_R)/W_R$ 的乘积。

（3）人口学事后分层调整：所有个体入样权重之和即为目标总体总数的估计值。由于存在遗漏等选择性偏倚，此估计值与真实总体总数并不完全一致，还需修正权重以便把样本校正为事后分层的真实总体总数。事后分层调整是用真实总体总数来调整权重（附表 9）。

对于任意格子，W 为个体入样权重之和，N 为自然总体落在格子中的真实总体总数。调整比值 $W_{adj} = N/W$。

附表9　人口学事后分层调整比估计量的构建

性别	年龄（岁）组		
	1～4	5～14	15～29
男	*N/W*	*N/W*	*N/W*
女	*N/W*	*N/W*	*N/W*

个体最终的调查设计权重 $W_i = W_1 \times W_{2|1} \times W'_{adj} \times W_{adj}$。

若 y_i 为个体特征变量值，具有某特征者，取值为 1，不具有某特征者，取值为 0，则总体率的点值估计为

$$p = \sum_{i=1}^{n} W_i y_i \Big/ \sum_{i=1}^{n} W_i。$$

（四）方差估计

复杂抽样调查设计的方差估计仅取决于抽样设计的第 1 阶段，并以有放回抽取 PSUs 为前提假设。采用泰勒级数线性法估计率的方差 $V[p]$，然后构建率估计值的 95%*CI*：$p \pm 1.96\sqrt{\hat{V}[p]}$。

第六部分　工作守则

一、调查员工作职责

1. 所有调查员经统一培训后方可上岗，培训内容包括调查方案和工作手册。培训后需进行现场工作的演练，以确保工作程序和工作技巧的掌握。

2. 调查员的调查工作要严格按照调查方案和工作手册的要求开展。

3. 调查员在调查现场需佩戴统一的胸牌，仪容整齐、态度和蔼，工作态度应热情积极、认真负责。

4. 调查前要对调查对象告知有关事项。

5. 对调查表各项内容，应认真询问、核对、填写，无漏项。

6. 调查时要耐心、仔细询问表中所需填写的内容，尽量不谈论与工作无关的话，并注意保密原则。

7. 调查员要按调查表原设计问题进行提问，必要时可作适当解释，但解释必须忠于原意，避免诱导式提问。

8. 对无法判定如何填写时，要及时与调查负责人联系。

9. 每天工作结束后，要安排时间审核当日工作内容，及时纠正工作纰漏。

10. 调查员之间应定期互相交流工作经验。

11. 坚持实事求是的原则，不擅自做主，不弄虚作假。

12. 调查员必须为调查对象保密，不得将调查内容外传。

二、质控员工作职责

1. 掌握乙肝血清学流调的意义、目的及技术路线。

2. 对乙肝血清学流调的各个环节进行质量控制。

3. 及时将质检结果反馈给主管人员和现场工作人员。

4．做好实验室的质量控制工作,确保实验结果真实可靠。

5．对上报的调查表要认真审核。

6．对原始数据的科学性、公正性和准确性进行抽查。

7．数据的计算机录入采取双录入法。

三、督导员职责

1．熟练掌握乙肝血清学流调的意义、目的、方法。

2．掌握与各级领导和工作人员沟通的技巧。

3．认真指出在督导中发现的优点和不足,并加以指导。

4．遵守职业道德、讲求文明礼貌;使用文明用语,处事周到细致;端正工作态度,待人热情大方。

5．严格按照工作规程办事,未经领导批准,不得擅自答复或决定重大事项。

6．廉洁自律,克己奉公,自觉遵守各项廉政规定,不得以权谋私,假公济私,不准借办事之机,吃拿卡要。

7．注重工作方法,讲团结,顾大局。谦虚谨慎,相互支持,密切配合,不自以为是。

8．求真务实。工作踏实,敢于负责,不浮躁,不浮夸。积极深入基层调查研究,及时了解当前工作的状态,尽早发现问题与解决问题。

四、实验室检测人员工作职责

1．坚持实事求是的原则。

2．坚持科学态度,工作严谨,要求出具的数据可靠,不得弄虚作假,所做结论或评语要以数据和事实为据。

3．增强保密观念,未经上级主管领导批准,不得擅自将检验结果及数据等信息对外透露。

4．严格执行方案中制订的工作流程,在实验室操作期间,应严格参照实验室操作规程进行实验。

5．遵纪守法,按要求认真做好实验研究原始记录,对可疑的数据要认真查找原因。

6．必要时进行复检核对,认真填写实验结果报告,并对其报告质量负责,然后按规定程序送审。

五、数据录入及分析人员工作职责

1．坚持实事求是的原则。

2．坚持科学态度,工作严谨,不随意更改调查表中的原始数据,不得弄虚作假。

3．严格按照数据录入的要求进行,不得随意更改数据库的结构或修改 CHK 文件。

4．严格执行数据双录入的要求,对不一致的数据要认真核对,确保录入数据的准确无误。

5．增强保密观念,未经上级主管领导批准,不得擅自将调查数据对外透露。

第七部分　现场督导方案

(详见"中国疾病预防控制中心关于开展全国乙型肝炎血清流行病学调查现场督导工作的通知")

中国疾病预防控制中心文件

中疾控疫发〔2014〕364号

中国疾病预防控制中心关于开展
全国乙型肝炎血清流行病学调查现场督导工作的通知

各省（自治区、直辖市）疾病预防控制中心，病毒病预防控制所：

根据国家卫生计生委《关于开展全国乙肝血清流行病学调查工作的通知》（国卫疾控免疫便函〔2014〕115号）及2014年9月23日全国乙肝血清流行病学调查启动视频会议要求，为保证全国乙肝血清流行病学调查现场工作顺利开展，受国家卫生计生委疾控局委托，我中心定于2014年10月组织专家，对各省乙型肝炎血清流行病学调查现场工作开展督导。现将有关事宜通知如下。

一、时间

2014年10月12～31日。

二、内容

对各省流调工作进行全程督导，了解各省流调工作组织实施及现场工作开展情况，主要包括调查对象抽取、知情同意、问卷调查、数据录入及审核、血标本采集运输及保存、乙肝表面抗原（HBsAg）阳性人群随访工作开展情况等（详见附件）。

三、督导人员

现场督导人员由中国疾控中心免疫规划中心人员和部分省级特邀专家组成，分 11 个督导组，每个督导组负责 2～3 个省（自治区、直辖市）；国家卫生计生委领导和中国疾控中心领导组成巡视组，抽取部分省份开展巡回督导。同时成立后勤保障组，负责本次督导的行程安排及后勤保障工作。

四、其他事宜

请各省（自治区、直辖市）疾控中心尽早制定各调查县（区）现场工作的时间安排，于 2014 年 10 月 12 日前报送中国疾控中心免疫规划中心联系人。

五、联系方式

王富珍 13641012905，E-mail：wfznip2@163.com；

陈园生 13671304739，E-mail：sychenjx@163.com。

附件：全国乙型肝炎血清流行病学调查督导工作方案

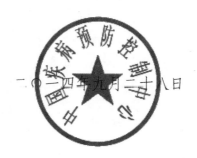

一〇一四年九月二十八日

抄：国家卫生计生委疾控局

中国疾病预防控制中心办公室　　　　　2014 年 9 月 28 日印发

校对人：王富珍

全国乙型肝炎血清流行病学调查现场督导工作方案

根据国家卫生计生委疾控局《关于开展全国乙肝血清流行病学调查工作的通知》(国卫疾控免疫便函〔2014〕115号)的有关要求和全国乙型肝炎血清流行病学调查启动视频会议的安排部署,为保证全国乙型肝炎血清流行病学调查现场组织及调查工作顺利开展,受国家卫生计生委疾控局委托,中国疾控中心拟组织专业人员对各省乙型肝炎血清流行病学调查现场工作开展督导。

一、督导目的

1. 了解各省、市、县级工作部署和组织实施情况,督促各疾病监测点县(区)工作进展,确保按时完成现场工作。

2. 指导各疾病监测点县(区)按照《全国乙型肝炎血清流行病学调查工作方案》(《方案》)要求开展抽样。

3. 指导各疾病监测点县(区)开展流行病学问卷调查、血标本采集、血清分离及运输、数据录入等现场工作,确保调查工作质量。

二、督导时间

2014年10月12～31日。

三、人员安排

现场督导人员由中国疾控中心免疫规划中心人员和部分省级特邀专家组成,分11个督导组,每个督导组负责2～3个省(自治区、直辖市);国家卫生计生委领导和中国疾控中心领导组成巡视组,抽取部分省份开展巡回督导。同时成立后勤保障组,负责本次督导的行程安排及后勤保障工作。具体人员安排详见附件1。

四、督导方法及督导内容

主要通过座谈、听取汇报、资料复核和现场工作指导等方式开展督导。

(一)前期准备情况

1. 各省是否及时转发国家卫生计生委相关文件,是否成立血清流行病学调查领导组和工作组,是否开展了培训和宣传动员,是否开展对县(区)级现场工作的督导等。

2. 各县级是否成立现场调查工作组,是否开展培训,是否按照《方案》要求安排部署流调现场工作。

3. 各调查现场的调查问卷、采血管、血清管、血清盒、条形识别码和其他器材等是否分配到调查现场。

(二)工作进展情况

1. 摸底调查　主要包括:调查村是否开展摸底调查和登记造册,是否按照《方案》要求开展抽样,调查对象年龄分布是否与自然人群年龄构成一致等。

2. 工作安排　流调人员、采血人员、数据录入人员及组织管理人员是否分工明确,是否熟知工作流程,是否有现场应急应对措施等。

3. 现场工作　调查现场设置是否合理,调查现场组织是否有序,问卷调查、标本采集、血清分离、血标本储存运输及其他相关工作等是否顺利开展。

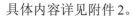

具体内容详见附件2。

五、督导责任

1. 督导员应熟练掌握全国乙型肝炎血清流行病学调查的意义、目的与工作要求；注意与各级领导和现场工作人员的沟通技巧，对督导中发现的好的做法予以肯定，对督导中发现的问题要及时与当地工作人员沟通、反馈，并加以指导。

2. 督导员要求真务实，工作踏实，敢于负责，不浮躁、不浮夸，严格遵守各项廉政规定，不得假公济私，严禁借督导之机大吃大喝等违纪违规行为。

3. 本次督导实行包干制，即各督导组要负责被督导省份乙型肝炎血清流行病学调查工作完成情况，包括负责被督导省份调查问卷填写及数据库录入、血标本及相关材料报送等。

4. 督导员应严格按照工作规程办事，未经领导批准，不得擅自答复或决定乙肝流调相关重大事项，如果有技术方面的问题，请及时与免疫中心流病二室工作人员沟通。

六、督导报告

每个督导组完成现场督导后3天内完成督导报告。督导报告要真实记录现场工作开展情况，真实反映督导中发现的问题。各督导组组长负责将本组各督导省份的督导报告电子版报免疫中心流病二室。

七、联系方式

王富珍　13641012905，E-mail：wfznip2@163.com

陈园生　13671304739，E-mail：sychenjx@163.com

附件：1. 全国乙型肝炎血清流行病学调查督导人员安排

　　　2. 全国乙型肝炎血清流行病学调查督导提纲

附件1

全国乙型肝炎血清流行病学调查督导人员安排

组别	督导地点	人员	
第一组	黑龙江、吉林、辽宁	组长：周玉清	中国疾控中心免疫中心
		成员：罗　梅	云南省疾控中心
		孙校金	中国疾控中心免疫中心
		褚尧竹	中国疾控中心免疫中心
第二组	北京、天津、内蒙古	组长：张国民	中国疾控中心免疫中心
		组员：孙美平	北京市疾控中心（天津）
		袁　平	中国疾控中心免疫中心
		苏琪茹	中国疾控中心免疫中心
第三组	河北、山西、河南	组长：郝利新	中国疾控中心免疫中心
		成员：芮建国	宁夏自治区疾控中心
		马　超	中国疾控中心免疫中心
		王亚敏	中国疾控中心免疫中心
第四组	山东、江苏、安徽	组长：李克莉	中国疾控中心免疫中心
		成员：涂秋凤	江西省疾控中心
		许涤沙	中国疾控中心免疫中心
		武文娣	中国疾控中心免疫中心
第五组	上海、浙江、福建	组长：郑景山	中国疾控中心免疫中心
		成员：刘青恋	四川省疾控中心
		郑　徽	中国疾控中心免疫中心
		叶家楷	中国疾控中心免疫中心
第六组	湖北、湖南、江西	组长：陈园生	中国疾控中心免疫中心
		成员：缪　宁	中国疾控中心免疫中心
		黎　健	上海市疾控中心
		崔　健	中国疾控中心免疫中心（湖北）
第七组	广东、广西、海南	组长：曹玲生	中国疾控中心免疫中心
		成员：阿克忠	青海省疾控中心
		曹　雷	中国疾控中心免疫中心
		王　淼	中国疾控中心免疫中心
第八组	陕西、宁夏、甘肃	组长：李艺星	中国疾控中心免疫中心
		成员：张　卫	北京市疾控中心
		樊春祥	中国疾控中心免疫中心
		吴　丹	中国疾控中心免疫中心

组别	督导地点	人员
第九组	云南、贵州、重庆	组长：刘燕敏　中国疾控中心免疫中心 成员：潘伟毅　福建省疾控中心 　　　段梦娟　中国疾控中心免疫中心 　　　王　锋　中国疾控中心病毒病所
第十组	四川、西藏	组长：王富珍　中国疾控中心免疫中心 成员：刘建华　广州市疾控中心
第十一组	新疆、青海	组长：楚金贵　中国免疫与疫苗杂志主编 　　　余文周　中国疾控中心免疫中心 成员：吴振华　中国疾控中心免疫中心
巡回督导组		雷正龙：国家卫生计生委疾控局副局长 李全乐：国家卫生计生委疾控局免疫规划管理处处长 陆　明：国家卫生计生委疾控局免疫规划管理处调研员 梁晓峰：中国疾控中心副主任 冯子健：中国疾控中心副主任 毕胜利：中国疾控中心病毒病所副所长 李　黎：中国疾控中心免疫中心主任 王华庆：中国疾控中心免疫中心副主任
后勤保障组		组长：李　黎　中国疾控中心免疫中心主任 　　　刘燕敏　中国疾控中心免疫中心 成员：李鸿敏　中国疾控中心免疫中心 　　　席庆敏　中国疾控中心免疫中心

附件2

全国乙型肝炎血清流行病学调查督导提纲

（省、市、县级通用）

一、组织保障及前期准备情况

1. 组织保障　卫生行政部门是否转发国家卫生计生委疾控局文件，是否成立相关工作领导组织，是否派专业人员到疾病监测县（区）督导？

2. 人员培训和宣传动员　开展培训情况，包括培训时间、培训方式、培训内容、参加培训人员等，采取了哪些宣传动员方式？

3. 相关器材准备情况　各调查现场的调查问卷、采血管、血清管、血清盒、条形识别码（一式七份）和其他器材等是否分配到调查现场。

二、现场工作进展情况

（一）现场准备

1. 摸底调查工作　是否开展摸底调查？摸底调查登记造册情况？摸底是否真实？

2. 抽样程序　是否按照《方案》要求开展抽样？是否扩大样本量？抽样流程是否符合要求？

3. 用品准备情况　调查问卷、条形识别码、采血器材、血清管及血清盒等是否已安排到位？

4. 现场人员安排　是否有足够的调查人员，人员安排是否合理（流调人员、采血人员、数据库管理人员、组织人员等），各岗位工作人员是否熟知工作流程？

5. 其他　是否有准备急救应对计划？

（二）调查现场情况

1. 现场安排　选择调查场所、流程设置是否合理？现场秩序如何？调查相关人员是否到位？相关督导人员是否在岗？

2. 工作情况　流调、采血等各岗位工作人员操作是否规范？

（三）数据录入和血标本处理情况

1. 问卷录入　是否安排问卷录入，是否按照《方案》要求进行数据审核？省级是否进行第二次录入，是否进行两次录入的比对？

2. 标本运送　血清分离方法是否正确？血标本有无发生溶血？血标本运送及保存方法是否正确？

三、对本次流调的总体评价如何？有哪些好的做法？尚存在哪些问题？

参加 2014 年全国 1～29 岁人群乙肝血清流行病学调查的各级工作人员名单

（按姓氏笔画为序）

国家级

国家卫生健康委疾控局：于竞进　毛群安　冯赟　李全乐　陆明　金同玲　贺青华
　　　　　　　　　　　雷正龙　熊妍

中国疾控中心：马超　王宇　王淼　王亚敏　王华庆　王富珍　尹遵栋　叶家楷
　　　　　　　冯子健　刘燕敏　许涤沙　孙校金　苏琪茹　李黎　李艺星　李克莉
　　　　　　　李鸿敏　吴丹　吴振华　余文周　张国民　陈园生　武文娣　周玉清
　　　　　　　郑徽　郑景山　郝利新　段梦娟　袁平　席庆敏　曹雷　曹玲生
　　　　　　　崔健　崔富强　梁晓峰　褚尧竹　缪宁　樊春祥

中国疾控中心病毒病所：王锋　尹文娇　毕胜利　苏秋东　邱丰　沈立萍　张爽
　　　　　　　　　　　周文亭　孟庆玲

特邀技术专家：于石成　王钊　王若涛　庄辉　刘青恋　刘建华　孙美平　芮建国
　　　　　　　李辉　杨维中　张卫　阿克忠　陈育德　罗梅　金水高　赵铠
　　　　　　　侯云德　贾继东　涂秋凤　楚金贵　黎健　潘伟毅

北京市

北京市：孙燕妮　吴疆　庞星火　高培

东城区：王颖慧　卢媛　叶佳　白宏伟　孙昊　李爽　李雪　李霞　李微微
　　　　闫威　邸明芝　汪静　张双立　张雅萍　郑青秀　黄辉　宿博涵　翟力军
　　　　潘京海

通州区：马燕玲　尹广彬　石晶　朴锦龙　孙远洁　张亚新　赵立平　赵春艳　胡楠
　　　　徐颖

天津市

天津市：曲江文　刘勇　苏旭　李永成　吴伟慎　何海艳　张颖　陈伟　陈静
　　　　赵莹　骆晓艳　高志刚

红桥区：王艺如　王昱翔　李一　李埼　何响　张伟来　陈妍　陈德荣　晏洁
　　　　满建华

蓟州区：刘雪荣　许金贵　纪海泉　李占军　杨齐　范敬辉　金汇山　胡国芸　韩捷思
　　　　湛小丰

河北省

河北省：马景臣　刘兰芬　齐顺祥　吴志伟　赵玉良　高招　韩光耀　靳飞　蔡亚楠

邯郸市：马艳霞　邓健　张治芳　郭娜娜　黄亮

磁县：李岩　李玲蔚　李彩凤　杏守杰　张建海　索凤丽　徐玉芹　梁莹玲　韩凤臣

武安市：杨慧　赵雪恒　郭秀杰　韩丽丽　韩建朝　魏延其

秦皇岛市：史明坤　郑立新　姜潮

海港区：王涛　刘军　孙杰　孙洁　李方阁　徐若菲　管丽敏

迁西县：王伟光　刘金凤　李印国　陈晓东　周瑞新　赵　珊　赵金鸽　盛振海　靳双飞
　　　　翟　丽
开平区：刘建业　刘建新　孙长志　李　玲　杨　鸽　肖福胜　吴丽媛　何　洁　郑　杰
　　　　韩　蕊
桥东区：王毅敏　闫凯敏　李　娟　李晨虹　张晓娟　张彩霞　孟继韬　胡琳娜　梁苗裔
　　　　雷月娥
承德市：陈秋成　褚红娜
宣化县：王智卿　刘淑慧　李　敏　李兴敏　宋　洁　赵世武　赵海元　秦镇江　莫利民
丰宁县：于清利　万　宇　王丽丽　刘力敏　杜新颖　李长明　李树利　徐玉民

山西省

山西省：王海娇　光　明　李　虹　李太生　陈利民　赵福民　柴志凯　常少英　常志刚
太原市：白惠斌　张　萍　郭建娥
杏花岭区：马云彩　王国红　王彩玲　刘青山　张丽红　荆国旗　秦　玲　倪　芳
朔州市：殷秀芳　韩世民
朔城区：王　英　王秀玲　王树青　王保成　尹树贵　刘　浩　刘玉泉　孙焕成　苏　云
　　　　李文成　林金梅　聂树勋　董丕义　韩　全
吕梁市：李爱红　武应彪　孟国昌　薛亚斌
临　县：刘　罡　刘芝芳　李　艳　李兰平　李永宏　李继平　陈芳芳　武明彦　武炳明
　　　　贺从云　高春雷
运城市：陆立星　陈淑珍　尚文莉　荆红梅
绛　县：王　兴　王东亮　王勇虎　申　圳　吉　军　吉春梅　刘　恒　杨　俊　张秋媛
　　　　葛清华
长治市：马志祥　赵娅丽　路爱刚
壶关县：王芳芳　王利芳　牛静波　李　健　李　菲　李文良　李书庆　杨书祥　杨媛丽
　　　　张学艺　赵立敏　侯宇辉　郭里明　曹利军　韩四英
阳泉市：邢秀生　权红红　孙亚兵
平定县：马小军　王芝纯　关满润　李怀柱　张向涛　张彦军　张晓青　贾淑贤　梁海燕
　　　　韩有志　程巧花

内蒙古自治区

内蒙古自治区：王丽娟　田晓灵　刘　颖　闫绍宏　李　澄　武贵森　徐冬冬
巴彦淖尔市：岳文欢
锡林郭勒盟：尹广新　毕力格
通辽市：布仁巴图　许秀梅　何玉龙　郭志丹
赤峰市：马俊清　石汉杰　李　晖　崔旭初
呼和浩特市：王志平　任先云
临河区：马同林　王　晶　王恒祥　刘健军　李　丹　杨　静　吴雪琴　张　杰　张　霞
　　　　张凤鲜　张志诚　尚晓燕　庞建军　赵丽清　南白龙　高　明　屠建英
苏尼特右旗：马晓敏　王树军　包　慧　李艳萍　李桂村　张　上　赵雪霏　浩斯巴雅尔
　　　　　　焦丽荣　鲁海霞　裴晓晶　薛　君
开鲁县：王丽明　王国华　刘文志　祁银梅　李子强　张吉旭　张珍珍　范慧丽　殷凤龙

　　隋海迪　韩国强　韩玲玲　靳树华
巴林右旗：于宏杰　王　笛　丛立军　李志远　宋　飞　阿拉坦其木格　赵金友　顿　彦
　　钱守祥　斯　钦
回民区：丁俊青　马丽洁　马爱芝　牛艳晓　丛　珊　兰丽清　任新民　吴万平　张　丽
　　张瑞英　姚挨成　郭志兰　曹　军

辽宁省

辽宁省：王　艳　王　燕　方　兴　任　毅　安淑一　闫大伟　陈涛　邵玉平　姚文清
　　韩　悦
大连市：杨　月　贾秀岩　韩一楠
沙河口区：王慧楠　孙　海　李智英　迟志远　张　雪　张晓航　夏　京
沈阳市：朱丽君　孙迎春　董桂华
沈北新区：王艳宁　刘新华　吴　宁　吴　萍　岳　进　赵丽喆　唐　岩
阜新市：赵　地　赵立华　郭铁志　韩立新
阜蒙县：于亚萍　李冬玲　张建辉　谢　金　薄恩席　魏建伟
丹东市：刘　杨　张云江　崔荣敏　路　淋
凤城市：关庆龙　李　杰　张晓美　袁清泉　徐丽娟　赫英飞
鞍山市：冯晓菲　陈艳军　罗　进
千山区：于美思　王凤琪　赵子夏　洪圣茹　曹红艳　谢恩权　谭庆旭
辽阳市：石　雷　李　滨　顾卫国
辽阳县：田洪安　刘德仁　张大波　张忠英　赵　星　施延强　徐作为

吉林省

吉林省：田　鑫　付思美　陈　超　范　明　林　琳　周剑惠　黄　飚　曹凤瑞
长春市：王　崇　王世申　闫　莉　陶育晖
南关区：于佳丽　刘　猛　齐艳春　孙　微　李　鹤　何　丰　单亚芹　倪东赤
德惠市：马春媚　吕　悦　刘书侠　牟　辉　陈　艳　高惠政　梁　冰　魏世民
吉林市：何淑云　范学彬
丰满区：王　旭　刘　爽　李凤银　宋丽平　张林佳　陈子姝　郑泰明　赵亚春
通化市：陈　宇　赫荣贵
集安市：丁　敏　丁　超　于　洁　于精红　刘丽艳　张少梅　单　丽　祝培森
延边州：孙鲁白　陈龙男
龙井市：严光武　李山玉　李慧瑛　宋婷婷　罗艳丽　赵日国　姜惠燕　粟　宇

黑龙江省

黑龙江省：马玉杰　王　晗　王晓宇　吕　珀　孙兆丹　闫　滨　宋　婧　宋长江　张世婷
哈尔滨市：李　岩　范晨璐　郑秀娟　胡丽楠　禹　雪　徐　虹　高晓丽
南岗区：王　驰　李　萍　李顶凌　杨丽秋　张　艳　高胜男　曹雅娜
齐齐哈尔市：杜红梅　汪　莹　陈　红　孟　丽　郭梦岩　崔智多
依安县：王丽杰　仇荣英　刘晓光　李晶新　张彦玲　张婉莹　陈居英　孟庆龙　赵　红
　　郝洪光　宿　阳　翟立辉
梅里斯区：王　勃　刘殿江　张秀英　陈晓旭　庞瑞发　赵　鑫　赵润普　姜红霞　翟　星
　　潘　静

大庆市：王雪松　宋冬梅　潘磊华

大同区：张　烨　赵艳娜　徐　艳　徐　涛　唐　媛　黄金长　韩业路

佳木斯市：王凯燕　王艳旭　李明春

桦川县：刘立娟　刘淑红　齐春梅　李　清　吴　琼　汪　程　张　羡

双鸭山市：王福臣　张丙峰

宝清县：尤立群　刘　阳　刘佳琪　刘春艳　孙　琴　李凤霞　杨国徽　张玉凤　张庆录
　　　　张洪芳　赵明慧　姚显芳　栾广博　常新刚

鸡西市：杨　洋　张　宇　梁　强

梨树区：王海元　勾晓蕾　李公生　袁美珍　高海峰　陶丽群　薛长华

上海市

上海市：任　宏　吴寰宇　胡家瑜　施　阳

黄浦区：王怡珺　沈福杰　舒　敏

松江区：张清慧　黄　锐　黄中敏

江苏省

江苏省：于　静　马福宝　刘元宝　许　燕　孙　翔　汪志国　张晋林　陈　勇　高　君
　　　　康国栋

苏州市：郑本锋　栾　琳

吴中区：王桂平　孙丽燕　沈庆华　姚　澄　钱迟华　徐雪龙　陶毓新　谢琴华

张家港市：王群刚　杜国明　邹　艳　陆明霞　邵惠芬　赵凤英　殷志波　龚　敏

淮安市：成　旭　刘家松　何南江　范　刚

徐州市：毕　俊　刘东升　孙永红　余加席　沈玲玲　宋晓哲　腾俊萍　褚庆平

云龙区：王爱侠　王琳娜　冯婷婷　吕　婷　刘　利　刘　洋　李　丽　李玉波　李学锋
　　　　张侃侃　张黎黎　金　娜

金湖县：任源源　刘　勇　汤卫军　杨万琴　吴昌宏　闵翠香　宋爱佳　张太祥　张光贵
　　　　陈　晔　赵长明　费香贵　徐余香　高士凤　高式清　梁国湧　董叶富　韩　伟
　　　　雷　婷　雷兴球　蔡士旬

盐城市：刘秀兰　沈进进　姜仁杰　管书慧

响水县：王礼标　王泽明　李秀红　吴　梅　吴宝光　何　红　沈春丽　陈玥华　苗海燕
　　　　林　林　潘永生

南京市：马　谧　孙金宁　陈　敏　徐　斐　徐　鹭　黄琦敏　梁亚琼

浦口区：朱远慧　庄树林　刘　阳　刘秀平　李　成　李德林　张小燕　林其洲　郑爱林
　　　　殷　虎　高　磊　高胜海

浙江省

浙江省：邓　璇　史　雯　严　睿　何寒青　陈直平　周　洋　胡　昱　姚　军　唐学雯
　　　　符　剑　梁　辉　谢淑云　潘金仁

杭州市：丁　华　王　骏　刘　艳　许二萍

下城区：帅慧群　朱建慧　孙黎丽　李旭东　张　睿　陈智斌　周晓红　赵雪琴　席胜军
　　　　黄　巍　商晓春　廖红霞

宁波市：方　挺　周绍英　倪红霞　董红军　焦素黎

奉化市：王如庆　　王建军　　王海明　　江金伦　　孙　静　　李寿俊　　竺盛波　　竺稽定　　夏颖苹
　　　　董维波

嘉兴市：杜哲群　　何　奔　　沈国初　　陈中文　　顾伟玲

桐乡市：王春梅　　许　皓　　严卓琳　　沈亚萍　　沈建松　　张　轶　　钱一建　　高慧娟　　郭敏建

湖州市：刘小琦　　张　鹏　　陈奕晔　　罗小福

安吉县：叶　炜　　吴　雪　　吴国瑛　　胡雪根　　俞爱娜　　顾时平　　黄　艺　　梁志强　　程毅军
　　　　缪　薇

金华市：王凤英　　吴位新　　吴晓虹　　庞志峰　　章光明

婺城区：马爱芳　　方　立　　叶小红　　朱匡纪　　朱丽娟　　杨　杰　　周良英　　钱旭波　　喻淑莉
　　　　蔡　萍

丽水市：付仁仙　　李羽敏　　於　洋　　洪浚扉　　董升草

遂昌县：王祥云　　尹玲玲　　占群英　　吕国庆　　朱小兵　　杨　敏　　张　韬　　陈新俊　　周文龙
　　　　项春燕　　钟芳兰　　柴晓东　　郭金梅　　黄俊莲　　符建平　　雷仙育

安徽省

安徽省：王建军　　王斌冰　　刘丹青　　沈永刚　　陆志坚　　陈　霞　　陈晓琴　　罗献伟　　周淑洁
　　　　柴　瑜

安庆市：万江顺　　杨积朋　　张红梅　　陈　宇　　陈述平　　范兰芳　　欧阳海　　胡柏柳　　徐四清
　　　　潘贵霞

天长市：叶　盛　　朱治国　　张　虎　　杭民东　　胡　彪　　袁学芹　　董富兴　　程长宝

泾　县：王菊红　　刘海荣　　孙小波　　肖　红　　何水霞　　张　杰　　陈献春　　金立高　　柏　鹤
　　　　潘　勇

巢湖市：叶正文　　肖东民　　宋玉华　　郑基华　　路菊梅

合肥市：王晓萍　　朱义彬　　刘振武　　李栋梁　　靳玉惠

马鞍山市：方大春　　杨　锟　　陈海琴　　俞　红　　耿宝群

雨山区：杨　芳　　沈华杰　　袁红梅　　徐苗苗　　高荣新

蒙城县：王　勇　　卢　飞　　卢冬梅　　朱建军　　刘珊珊　　李银梅　　张　赛　　苑毛召　　黄玲燕

福建省

福建省：吴江南　　吴瑞红　　何爱华　　张山鹰　　张苏晗　　陈俊磊　　陈致飞　　林　岩　　林志强
　　　　周　勇　　黄丽芳　　萧剑雄　　蔡志坤

泉州市：陈　冰　　陈雅红　　林秋生　　洪思让　　黄彩虹

惠安县：王香真　　叶萍英　　连荣兰　　陈有源　　陈松青　　陈群峰　　林春晖　　康伟峰

三明市：艾建红　　朱文英　　朱道斌　　吴享华　　陈由明　　罗兴尧　　郑丽滨　　郑捷琳　　廖康楠

梅列区：叶应松　　刘妃英　　陈秀蓉　　林玉芳　　周晓波　　郑　蓉　　郑昌洪　　茭土均　　赖永生

龙岩市：吴　莹　　吴　海　　邱　睿　　张　敬　　陆　敏　　陈前进　　林　伟　　廖亦红

永定县：卢华兴　　卢秋玉　　苏雪梅　　苏德忠　　张日树　　张裕钰　　罗小芳　　罗灿忠　　郑瑞庭
　　　　胡建春

南平市：刘振江　　张上建　　黄家梅

建瓯市：叶晓平　　吕　航　　陈丽彩　　钟　凌　　徐肖健　　黄健新　　蔡　宏　　裴振义　　熊　健
　　　　魏桂华

宁德市：陈昌福　　陈和深　　郑济锋

蕉城区：乐风庆　朱晓华　刘和华　张文柔　张成彬　张伦泉　陈　菁　陈芬玉　林挺花
　　　　卓水生

江西省

江西省：吴　静　周炳华　赵红平　施　勇　袁　辉　徐　菲　郭世成　程慧健　谭楚生
　　　　熊　英
九江市：肖　云　柯常彬　涂　莉
武宁县：王　淼　邓　宁　帅玉玲　刘　鹏　刘彦明　肖光明　邹德政　赵家帆　段红政
　　　　潘盛林
宜春市：刘莉红　陈俊杰
上高县：吴小红　赵卫东　晏毛根　徐　光　黄如荣　黄国荣　黄栋才　曹启宁
南昌市：冯小武　彭时辉　廖　征
东湖区：万　红　朱春芳　汤　珣　李　剑　李　梅　赵玉静　徐学夫　程　飞　童丽娟
　　　　裴海飞
龙南县：刘羽权　李华春　张力阁　钟　灵　袁　丽　徐井妹　谢春水
章贡区：王莉君　刘晓红　李　哲　肖　光　何伯云　张起坪　罗华彬　柳　伟　蒙咏梅
　　　　熊红香

山东省

山东省：冯　艺　吕静静　刘甲野　宋立志　张　丽　徐爱强　颜丙玉
青岛市：李晓帆　杨　峰　林　鹏　管　境
市北区：马兴霞　王　军　王铁一　田海珍　姜　丽　程增广
淄博市：刘顺军　秦爱玲　黄振水　崔　峰
沂源县：王　谦　庄会萍　杜池红　张　晴　张艳梅　窦荣华
枣庄市：孙喜望　李　刚　李夫国　杨　健
薛城区：王　芳　孙　娟　孙中环　孙媛媛　李　杰　谢　慧
烟台市：李　波　李　娜　陈　鹏　郝　凤　姜　梅　崔伟红
芝罘区：王桂莲　从广杰　付竹霓　刘　华　孟丽娜　高海华　曹文强
蓬莱市：宁福江　曲文腾　刘瑞红　孙和昌　张文华　张国英　景芳卉
潍坊市：于海波　李士来　邱德山　张洪祥
高密市：石　丽　李　霞　张宜东　徐伟嘉　黄伟超　谭成杰
临沂市：王黎明　田春燕　栗　箫　韩文锋
莒南县：韦有全　邓　花　李学刚　范智玉　魏小杰
莱芜市：孙红云　李春燕　邹丽萍　贺玉静
莱城区：于耀杰　朱桂爱　孙国锋　纪兆峰　张海波　陈仕保

河南省

河南省：于　燕　王长双　叶　莹　史鲁斌　刘　倩　李　军　杨建辉　张延炀　封秀红
　　　　赵　升　郭永豪　姬艳芳　董蒲梅　僧明华
郑州市：王　萌　李　锋　韩同武
中原区：于成林　佐娅玲　安　妮　严　芳　何　园　佐娅玲　焦露霞
洛阳市：王　伟　田　鹏　李新霞　曹建秀
吉利区：马利丹　权丽娜　关　霞　李红线　何丽娟　张小蓉　张兴波　崔振亚

新安县：王 超　王振国　张玉辉　陈留章　尚小霞　尚思渊　龚进国　颜素红
滑　县：毛乾锋　田维华　冯梦全　任丽凯　张月秀　胡社刚　耿青
辉　县：王 芳　王艳慧　任湘文　刘亚楠　何天有　郜玉莲　郭京艳　常江苏　常保国
　　　　崔平福
南阳市：王文雷　张文韬　张绍丽
唐河县：马 旭　王 彬　王金林　宋付党　周文保　侯明晓　郭鹏宇
商丘市：王殿法　刘 威
睢　县：马美玲　王翠玉　刘成杰　齐向东　汤海涛　陈 浩　徐 强　郭秋生　韩敬华
信阳市：刘金寿　杨岩岩
浉河区：孙 健　杨 涛　张 婷　周秀玲　胡宝文　洪 玲　董 梅　董媛媛

湖北省

湖北省：王 雷　王四全　占发先　占建波　李 宁　张 迟　张 蕃　罗玉娥　郑 莉
　　　　官旭华　唐险峰　雷亚克　蔡 碧
江岸区：王璟璟　李翠英　吴 凯　张丽平　陆 英　陈黎丽　周 霞　赵维巍　程 满
　　　　谢 娟
黄石市：王 琼　艾仁裕　宋焰超　罗春莲　周 军　夏海燕　黄 纯　黄 炜　雷 蕾
宜昌市：马 静　严 毅　李 林　李贵文　李慧玲　佟 荟　余枫华　徐 英　蒋 静
　　　　潘会明
谷城县：王 俊　刘 戎　刘建群　孙永红　孙定艳　李 景　何永华　张 鹏　陈常青
　　　　陈慧群
天门市：马 菲　韦黎明　朱义发　朱国新　刘国华　杨 蕾　罗银亮　胡如浩　陶家春
　　　　谢 钧
云梦县：王功明　李纯波　李胜东　吴钊君　蔡明忠　熊青群

湖南省

湖南省：王志勇　李放军　杨彦华　宋立新　张淑君　夏 伟　高立冬　谢 超　颜 洁
　　　　戴德芳
长沙市：刘 浩　孙边成　林希建　胡 强
岳阳市：邓 素　叶培生
常德市：何卫军　蒋小伟　熊衍广
湘西州：严其生　莫英瑛
郴州市：陈伟华　欧社祥　周 虹
怀化市：王金翅　袁欢喜
天心区：方遥远　付蕾蕾　刘 婵　刘秋娜　苏 怡　杨赛兰　冷云峰　宋新兵　张曼娜
　　　　易 银　黄 圆　康红华　彭 洁　彭红霞　谭桂香
浏阳市：王允强　王玉香　卢超宇　李 强　李 喆　李秋成　肖登福　张 浩　张小明
　　　　陈芙蓉　罗 平　曾庆丰
平江县：万石玉　毛松源　汤红妹　李 焱　李威武　赵准燕　俞成才　黄瑞辉　傅汝霖
　　　　赖玲令
武陵区：于 奎　左志红　朱晓辉　杨明雨　余静蔷　罗慧波　涂林立　陶立平　葛淑萍
　　　　蹇卫红

凤凰县：王水秀　龙吉刚　田晓星　米成梅　杨伟英　吴小菊　吴永莉　顾贤文　滕三应
苏仙区：刘赣湘　李　瑛　李世亮　李森立　陈玲艳　欧　炼　周武英　段云飞　莫丽辉
　　　　徐　琰　廖红军　廖利红
洪江市：王小玲　龙飞燕　肖和松　周卫平　舒可可

广东省

广东省：邓惠鸿　吴承刚　吴楚如　邵晓萍　林永杰　郑慧贞　赵占杰　梁　剑　梁文佳
　　　　谢　莘
广州市：许建雄　李志群
越秀区：刘　旸　刘志贤　刘淑勤　李　锋　张新彩　陈青玲　周　文　湛柳华
南雄市：王金龙　孔德桂　朱定阳　邬香华　张艳艳　易艳辉　徐永春　凌秀芳　高林娣
　　　　唐海兰
四会市：苏　莉　苏雯君　李俊强　吴燕珠　何志强　何铭斌　陈惜玉　曾志凌　谭焕容
五华县：孔祥钦　沈超华　宋丽萍　张　聪　张惠东　陈青山　曾育富　温远标　温英春
　　　　魏华新
汕尾市：刘　木　张小平　张思明　陈善洁　林伟恭　林泽好　黄小杏　彭胜捷
云浮市：王艺英　邓小凤　叶金汉　刘燕敏　吴文响　张文广　陈伟文　陈伟玲　黄海锋
　　　　黎木连

广西壮族自治区

广西壮族自治区：马宇燕　韦敬航　邓秋云　甘　明　刘　巍　杜进发　杨仁聪　陈世毅
　　　　　　　　卓家同　钟　革　董爱虎
南宁市：唐金芳　梁正铁　廖妮妮
宾阳县：马富诗　甘明芳　罗宗宾　赵甲光　黄　俊　葛顺芳　潘丽萍　磨燕英
桂林市：申伟平　阳素梅　张玉玲　秦春林　徐　颖　唐萍玉　黄俊英　梁玉娟　梁磬清
　　　　蒋立立
柳州市：马晶岩　王晓伟　王海波　甘志高　吴　昕　佘春红　崔雪莲　梁庆香　黎明强
　　　　黎洪波
北海市：冯应春　冯辉煌　苏磊静
合浦县：王素凤　邓万英　付永乐　刘立球　张钦宇　林光强　罗良基
百色市：王珍艳　江超穗　陈　赞　蒙建军
凌云县：马凤音　田仁军　刘　强　李文胜　肖爱凡　吴胜兵　岑基业　陆世格　胡海燕
　　　　蔡立铭
河池市：韦明会　宁明媚　吴　蓓　黄　丽　黄绍毅
罗城仫佬族自治县：王智君　韦　愿　韦代勋　韦丽霞　石　磊　庄连荣　孙子倮　吴兰宇
　　　　　　　　　谭玉树　潘瑾连

海南省

海南省：李　俊　李位鸿　陈洁兰　陈碧玉　黄雅靖　符江鹏　曾雪霞　潘婷婷
海口市：王明衡　邝继琰　陈仕学　罗韵秋　温萍萍
美兰区：冯孟景　吴淑宽　张德健　翁　民　符虹平
定安县：毛淑英　邓少萍　孙发睿　陈浩南　姚法彪　莫周武　郭芳华　黄翠霞　符策秦
　　　　梁　勤

四川省

四川省：马千里　王　进　刘　宇　刘力铭　刘家洁　杜　飞　李银乔　胡　新　祝小平
　　　　漆　琪

成都市：马　林　杨汝沛　黄蓉娜

青羊区：李　莎　杨　平　冷建蓉　张　军　张　莉　陈　阳　荆　柏　胡　燕　高　琳
　　　　靳锐东

彭州市：王　宁　杨发文　杨宗勇　张向东　陈　红　欧　虹　卓　莉　罗国金　段贵华
　　　　唐　琪

攀枝花市：黄小梅　黄星辉　蓝　羲

仁和区：朱　珠　刘红旗　李　红　李万良　肖艳辉　高汝琼　阚红斌

凉山州：马　蓉　王开春　王保青　邓　昆　刘　涛　杨陪涛　南　磊　谢　廉

越西县：王　健　吉克扯红　刘国娇　张燕斌　罗　康　罗云康　徐先林　郭启芬
　　　　谭　敏　薛新华

雅安市：陈云霞　周成林　周启富

汉源县：丁国平　王　新　龙　飞　冯　霞　李　翔　余俊洁　陈元辉　施银淑　姜西险
　　　　姜丽萍

内江市：王明强　李　静　余　华　罗素清　徐　勇

资中县：王国民　刘　原　李　静　陈　莉　钟晓君　祝　轶　黄　波　黄俊华

南充市：王　娟　何爱学　赵　林　唐　伟　黄顺和

西充县：王华梅　李　锐　李晓华　何志强　何学会　张　毅　陈春梅　范　蓉　梁俊波
　　　　谢昭容

甘孜州：刘继蓉

康定县：杜永艳　李文莉　李晓娟　杨安贫　宋君祥　泽仁娜姆　潘　燕

重庆市

重庆市：王　东　王　青　王豫林　匡珊珊　刘　洋　周全华　姚　宁　徐佳薇　凌　华
　　　　韩真明

万州区：丁建武　王敬东　冯地万　许忠琴　吴　波　张　勉　张洪琼　金　国　黄　巧
　　　　舒　萍

大足区：任香勇　刘华丽　李正强　杨东昇　吴　智　陈　玲　陈文杰　莫方碧　彭代彬

贵州省

贵州省：刘　铭　宋　浩　张　丽　雷世光　管庆虎

红花岗区：徐　毅

施秉县：吴　奎

玉屏县：姚元进

湄潭县：刘　洪

独山县：鲍　波

云南省

云南省：丁峥嵘　孔　毅　田子颖　汤晶晶　李立群　李江嵘　杨　军　张丽芬　周榕溶
　　　　胡筱莛　唐婷婷　黄国斐　龚琼宇　康文玉　樊　帆

大理州：李鸿钧　何　左　易寿生　赵桂芬

祥云县：李文娟　杨国宇　杨秋萍　张建荣　潘绍林
西双版纳州：陈绍云　范建华　赵双燕
勐腊县：王美清　玉罕老　刘华兴　罗会平
怒江州：乔文清　郭天鸿
兰坪白族普米族自治县：尹瑞琴　杨炳星　吴　廉　赵玉巧　胡桥春　高映宝
文山州：史学林　代　菊
广南县：卢　永　代俊波　安世慧　杨　娟　张　琼　陆坤宇
玉溪市：祁　昆　李秀华　杨玉仙　杨晓娟　吴丽清　余庆福　张耀喜
红塔区：朱俞学　李　昆　张雪梅　姚美羽　郭建琼　瞿　媛
通海县：李黔云　杨士琦　岳　丽　普静波

西藏自治区

西藏自治区：尼玛次仁　边巴仓决　达　瓦　次　旺　次旦旺姆　李　斌　冶秀敏
　　　　　　卓　玛　赵伟栋　顿珠多吉
拉萨市：大巴桑　邓丽萍　达　娃　次仁卓玛　贡桑卓玛　李　茜　桑　珠　德　庆
城关区：土旦杰灿　仓　决　次仁旺拉　其　加　其　美　旺　姆　赵　胡　索　白
　　　　蒋莎莎　谢玉慧
墨竹工卡县：旦　增　旦增欧坚　央　金　刘　颖　次仁卓玛　米玛拉姆　贡觉平措
　　　　　　朗　杰　桑宝芬　普　珍　普　琼　普布卓嘎
山南市：仓决卓玛　尼玛卓玛　加永卓玛　索朗扎西　琼　达
乃东区：东富强　旦　增　白　玛　白玛曲吉　尼玛卓嘎　尼玛德庆　达瓦次仁
　　　　多吉次旦　阿旺卓嘎　格桑曲珍　桑旦卓玛
林芝市：马兵成　布　都　尼　珍　多吉卓玛　刘　彩　杨晓东　张　睿　卓玛央金
　　　　胡松林　徐慧梅
米林县：巴　珍　白　菊　白玛德吉　西洛次仁　达　珍　达娃卓玛　其　加　卓　玛
　　　　周兴军　姑姑措姆
日喀则市：边巴仓决　塔　青
江孜县：玉　珍　边　次　曲　珍　曲　桑　次　平　拉　顿　明　珍　宗　吉　索　顿
　　　　顿　珠　琼　琼　德　吉

陕西省

陕西省：司　源　张　峰　张少白　胡伟军　冀　涛
铜川市：马　垚　刘新利　李　磊　李跟平　曹　丽　梁丽琳
王益区：李彦伟　张　蕊　薛长城
宝鸡市：李　萍　寇光平
眉县：王　宏　吕军平　任　翠　刘建利　刘剑飞　安　宁　李绪怀　范红芳
延安市：吴蓉巧　曹喜琴
洛川县：王　华　王彩霞　杜　刚　杨晓芹　员小芹　张　薇　郭颖莉　裴明智
渭南市：高　超　焦莉萍
华阴市：王梓茹　王翠玲　刘　强　李　婧　李若兰　张丽君　张彦芳　张济德
安康市：万春阁　汪红梅
汉阴县：李经富　张　慧　陈小志　陈小丽　屈云红　黄　露　黄海燕　彭　博

甘肃省

甘肃省：王小玲　王平贵　王旭霞　王晓明　王晓娟　王新华　邓　琳　刘建锋　安　婧
　　　　李　慧　李晓波　何爱伟　张宁静　张秉玲　张晓曙　陈　瑛　金　娜　孟　蕾
　　　　赵晓虹　高　翔　唐　宇　梁雪枫　董茂星　焦小卓　温小云　甄晓荣　鲍俊屹
天水市：全福才　刘芳胜　李西林　张　斌
麦积区：杨　璐　杨旭军　何　军　张永宏　罗小兵　霍环成
张掖市：卢莉萍　张娅秀　张晓萍　周　赟　赵　新　贺　荣　徐兴祥
甘州区：庆海英　李文婷　李顺承　张玉萍　张克博　赵锋辉　解琴梅
白银市：朱玉英　何　涛　张入学　秦溢阳
景泰县：王扶岩　卢有军　刘春彦　张小兰　张茂鑫　段学敏　姬毅民　魏高堂
酒泉市：吕红萍
敦煌市：王玉娟　关　蕊　苏艳琼　杨丽玲　张金芬　殷海燕　淳志明　梁　锬

青海省

青海省：马艳梅　巴文生　朱向路　李连伟　李忠玖　李崇亥　李溥仁　杨雪琴　赵生仓
　　　　赵建海　郝增平　贾有菊　高玉清　唐志坚
西宁市：王海丽　李　栋　宋　燕
城中区：王　伟　王国霞　苏鸿花　李海青　张建惠　张婷婷　崔阿香
海北州：赵　义
门源县：马秉莉　仲学相　陈淑正　周玉琼　赵廷初　胡廷文　顾措勒　彭宗丽　韩　胜
平安区：马迎旭　王占林　李秀琴　沈　贞　张有瑾　张海秀　赵海萍　崔永军　韩昌花
　　　　魏有霖

宁夏回族自治区

宁夏回族自治区：马金宇　刘吉祥　周莉薇
兴庆区：于　琎　马建华　王　辉　王洪丽　王银柱　杨秋燕　陈　烽　陈　巍　龚艳艳
中卫市：王慧琴　田学梅　刘发元　孙艳茹　李雪侠　姚永红　徐慧霞　雍东播

新疆维吾尔自治区

新疆自治区：马合木提　勾艾莉　关　静　关晓冬　陈　涛　范新春　郭　强　崔　慧
　　　　　　符文慧
天山区：纪　萍　宋丽华　阿依买提·力提甫　阿斯娅古丽·马合木提　陈　玲　赵秋良
　　　　秦　蓁　徐金秋　高　原　唐　蓤
新源县：马于平　马雪菲　叶尔肯·马力克　田鹏昊　刘书起　张春英　阿娜尔·库尔慢哈孜
　　　　迪娜尔·卡德热别克　徐丽红　黄雪飞
莎车县：马玉萍　王新萍　布走热·麦麦提　米热古力·马木提　李　伟　依把代提·托合提
　　　　热依汗尼萨·阿吾提　唐努尔·亚森
和田县：艾比拜·努日　艾力·艾合买提　艾比拜·达吾提　古丽洁米娜·阿卜杜喀迪尔
　　　　布再娜甫·阿吾提　买提肉孜·买买提依明　周志浩　热西得·艾肯　塞丽麦·白都拉
新和县：艾尼玩尔·衣明　托合旦木·阿不拉　吐尔逊·卡迪尔　任卫清　库尔班·阿不拉
　　　　阿依古丽·尼牙孜　阿提开姆·木萨塔尔　郁　华

2014年全国乙肝血清流行病学调查工作照

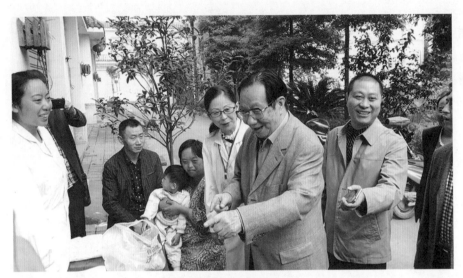

赵铠院士现场指导工作

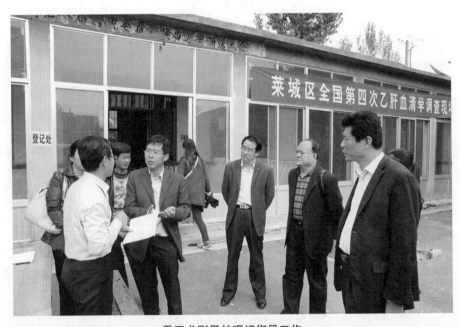

雷正龙副局长现场指导工作

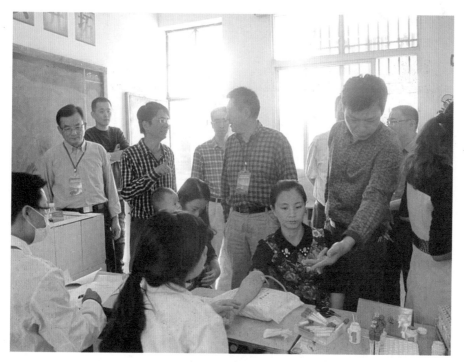

国家级督导组福建省现场督导

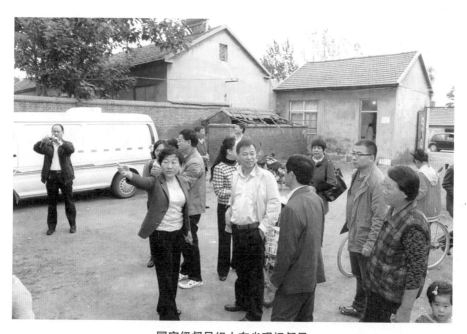

国家级督导组山东省现场督导

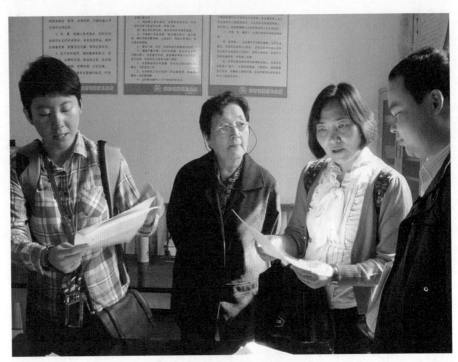

国家级督导组江苏省现场督导

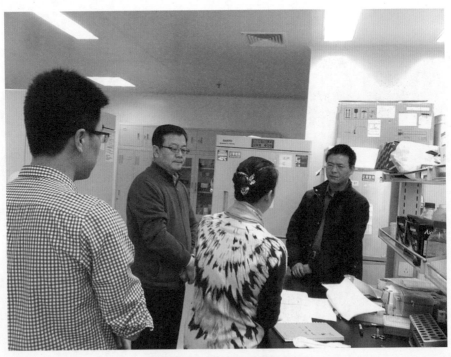

病毒病所肝炎室实验室检测现场

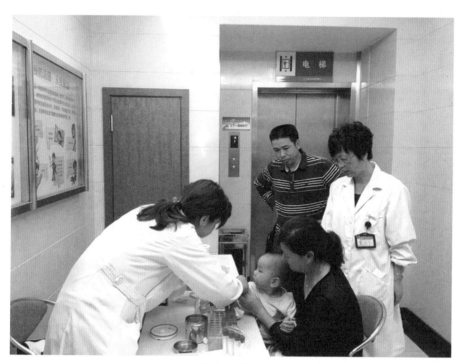

上海市调查现场

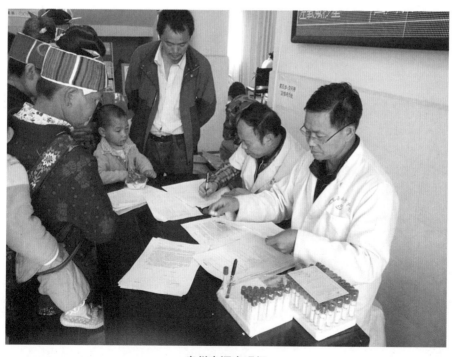

贵州省调查现场

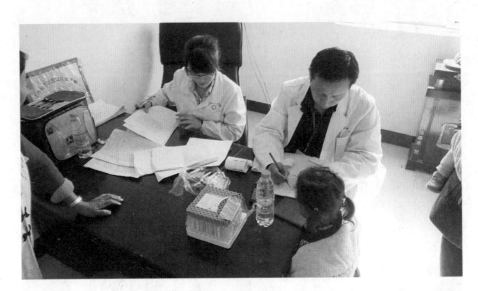

江苏省调查现场

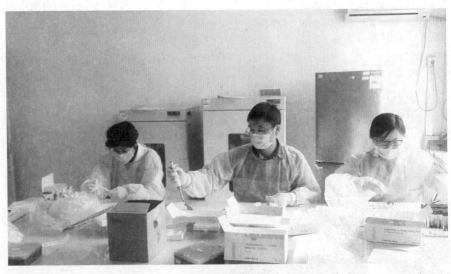

山东省调查现场

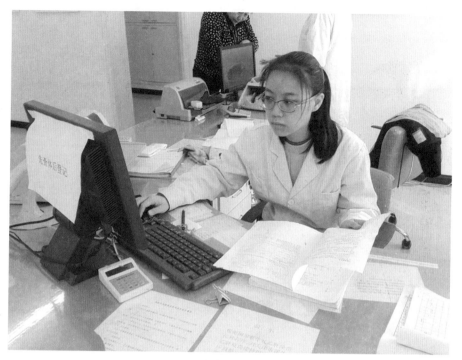

天津市调查现场

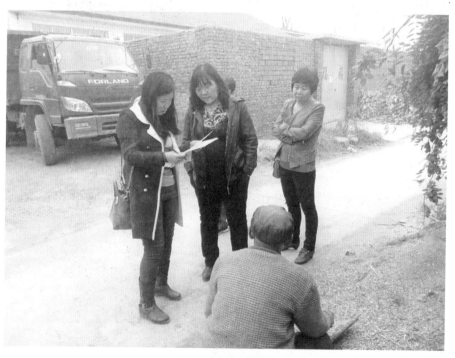

河北省调查现场

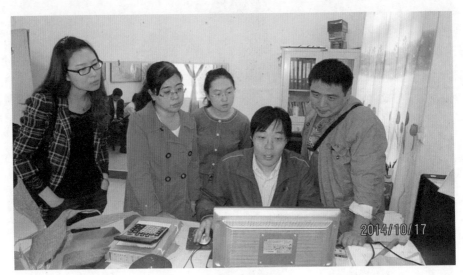

河南省调查现场

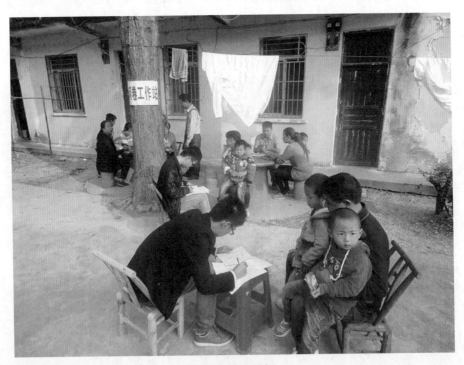

江西省调查现场

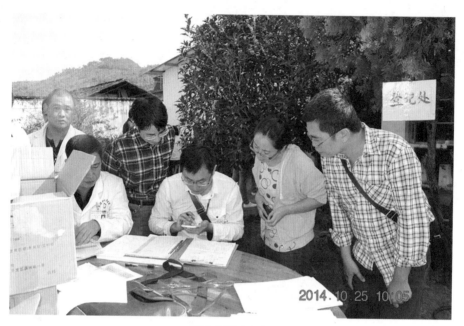

福建省调查现场

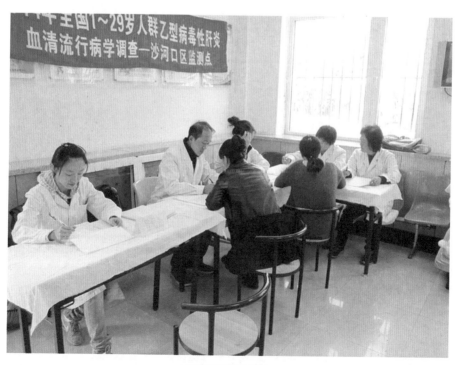

辽宁省调查现场

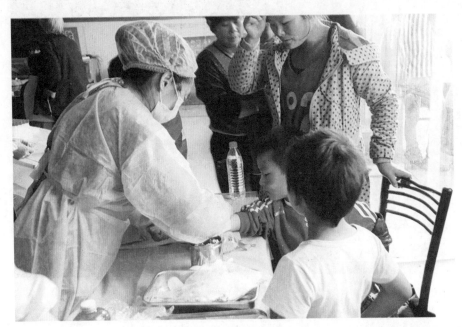

安徽省调查现场

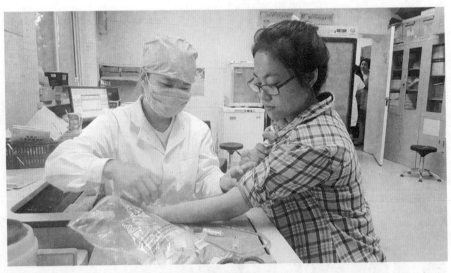

北京市调查现场

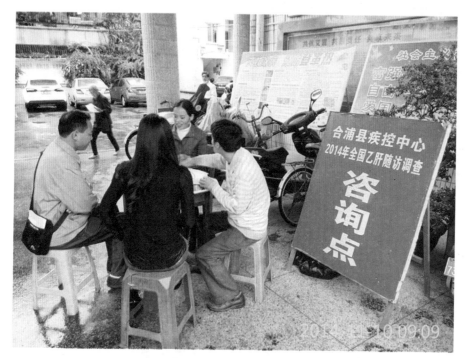

广西壮族自治区调查现场

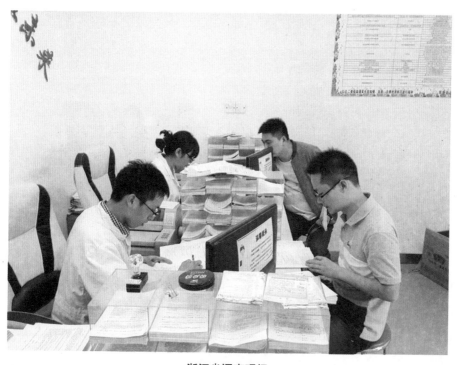

浙江省调查现场

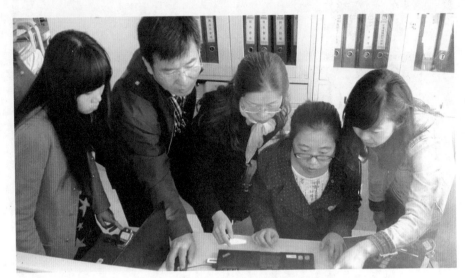

宁夏回族自治区调查现场

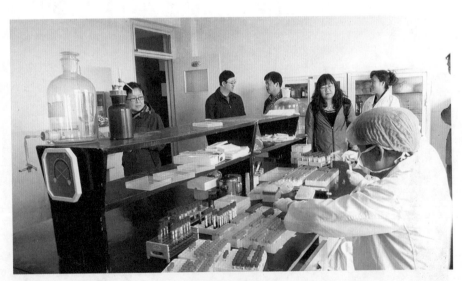

甘肃省调查现场

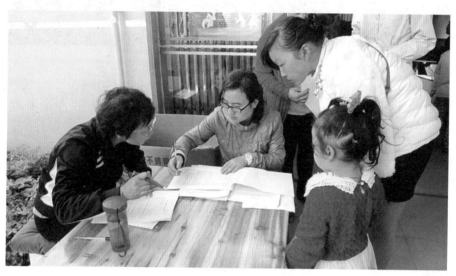

云南省调查现场

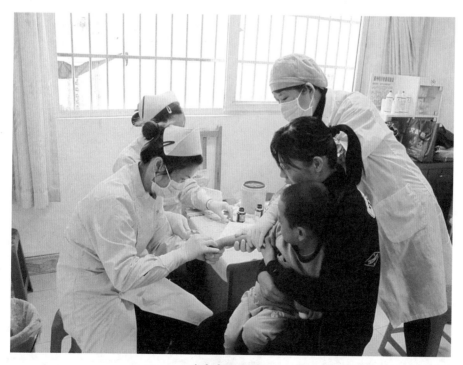

广东省调查现场

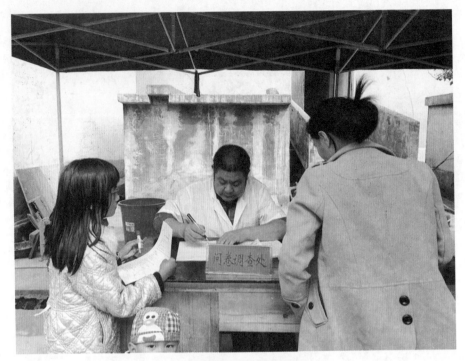

湖南省调查现场

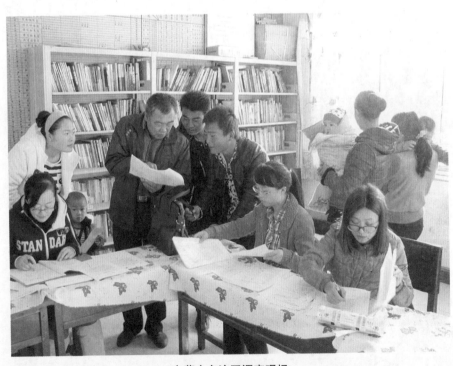

内蒙古自治区调查现场

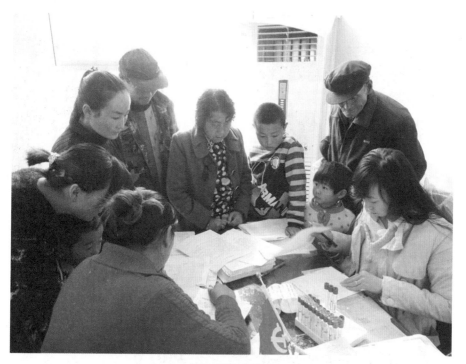

青海省调查现场

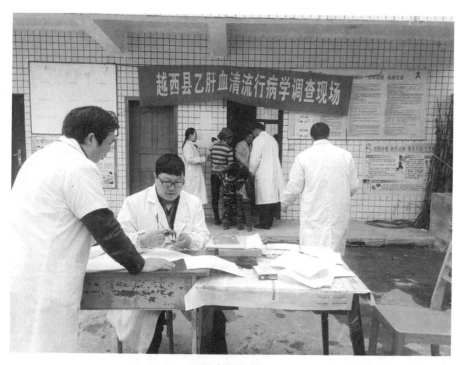

四川省调查现场

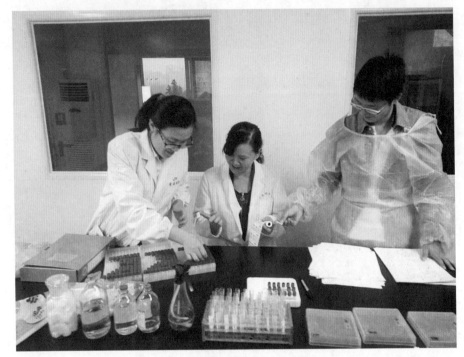

湖北省调查现场

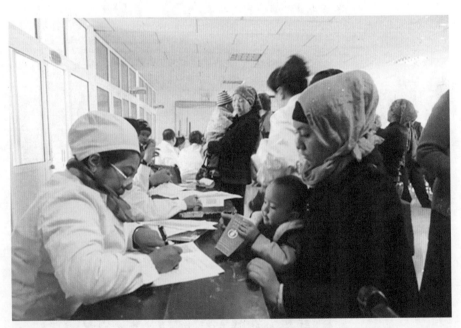

新疆维吾尔族自治区调查现场

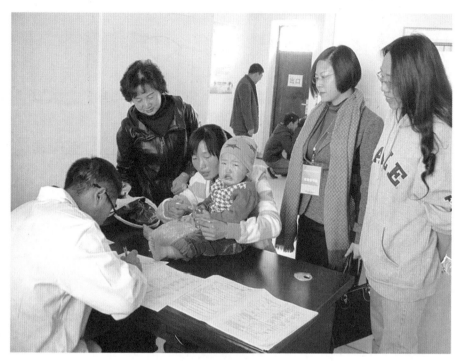

黑龙江省调查现场

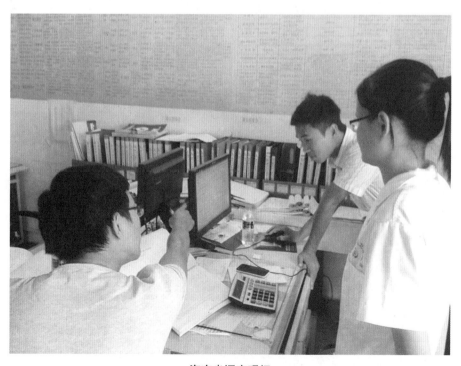

海南省调查现场

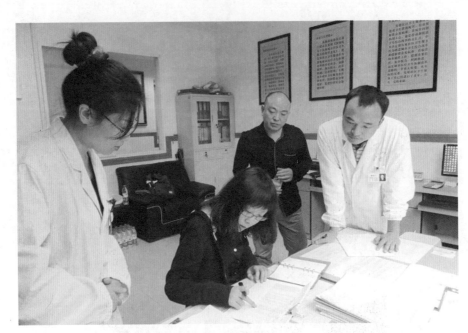

重庆市调查现场

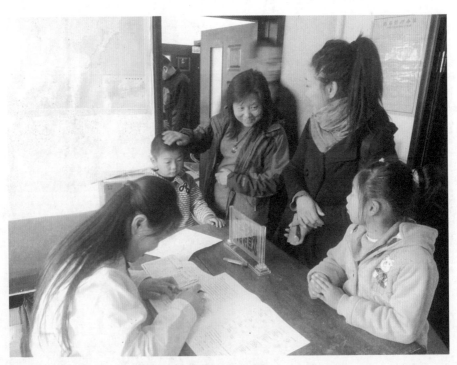

吉林省调查现场

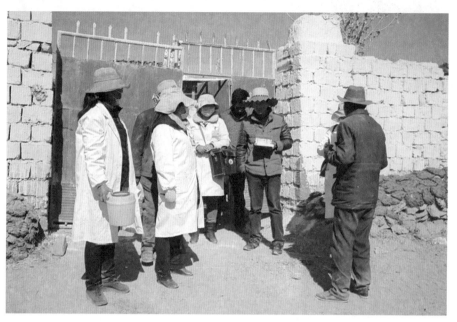

西藏自治区调查现场

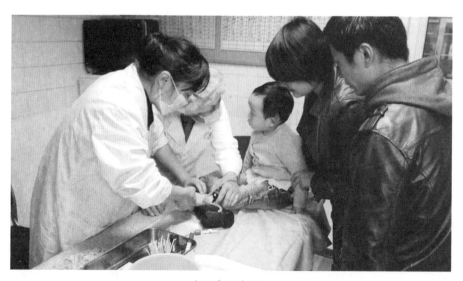

山西省调查现场

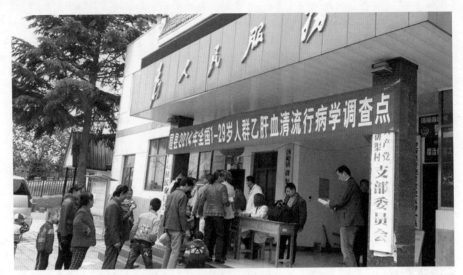

陕西省调查现场